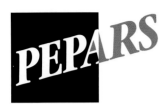
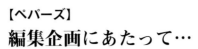

JN095133

【ペパーズ】
編集企画にあたって…

　昨今の人種差別問題で美白など肌の色が白い方が優位であるかのような表現は排除されつつあるが，美白とシミ治療は全く異なったものである．肌の色調の不均一性がその本質と言える．肌全体が白くなることを望むのはグローバルに擦り込まれた悪しき概念かもしれず，いずれ否定されるかもしれないが，本来の肌の色とは異なる色調が部分的にあること，つまり色むらがあることを気にするのは当然である．もちろん人種によって，それは赤色(酒さ)であったり，白色(白斑)であったりするが，アジア人にとってそれは茶色いシミである．そのためシミ治療は我々の診療においてかなりの比重を占める．

　現在では殆どのシミは各種レーザーによって改善させることが可能となってきた．しかしながら肝斑だけは例外的なものである．肝斑は広範囲であり，アジア人にとっては色調の不均一性で最も多い原因であるにも関わらず，今でも完治することはできないからこそ常に注目されるテーマであると言える．アジアの学会では毎回熱い議論が交わされるが，結局意見が分かれてしまう．

　そもそも肝斑の定義，診断にはまだ明確なものがなく，悪化要因は各種挙げられるが，原因はまだ解明されていない．そのため根本的な治療方針も医師によって大きな隔たりがある．そして何より全ての肝斑が完治できる治療法などは存在しない．持論を声高に主張しても，エビデンスのない議論ではいつまでもコンセンサスの得られる治療方針ができる見込みはなく，良くない状況が続いていくのみである．

　今回の特集では肝斑に対する様々な治療に関して網羅し，最も意見の分かれているレーザートーニングについては臨床のみではなく，執筆者がエビデンスを明確にして賛成，反対の意見を述べて頂いた．どちらの意見が納得できるか，それは読者の判断である．

　ただし肝斑に対するレーザートーニングについては医学的な面も重要であるが，美容医療特有の商業的な側面をも含んだ実に複雑な問題を孕んでいることを忘れてはならない．患者を不幸にするようなビジネスありきの治療がアジア中で横行している．常に学会で議論される効果の有効性，危険性という面だけで捉えると本質を見失う．ビジネスとしての昨今の悪しき状況も理解することが重要である．本特集は，偏った意見をとりまとめることなく，広く見識ある執筆者に原稿を依頼した．読者にとって有意義なものとなることを願っている．

2021 年 6 月

宮田成章

KEY
WORDS
INDEX

WRITERS FILE

ライターズファイル（五十音順）

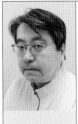

葛西健一郎
（かさい　けんいちろう）
1986年　京都大学卒業
1986年　京都大学医学部附属病院形成外科
1987年　関西医科大学形成外科学教室
1992年　大阪市に「葛西形成外科」開業

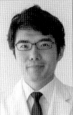

菅原　順
（すがわら　じゅん）
2005年　藤沢市民病院臨床研修
2007年　横浜市立大学形成外科入局
2017年　JUN CLINIC 開設

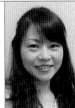

長濱　通子
（ながはま　みちこ）
1993年　大阪医科大学卒業
　　　　神戸大学医学部附属病院皮膚科入局
1994年　同大学医学部大学院医学研究科入学
1998年　同大学大学院修了，博士号取得
　　　　鐘紡記念病院皮膚科，医師
2000年　同，医長
2007年　神戸百年記念病院（病院名改称）皮膚科・美容皮膚科，医長
2010年　同，部長
2020年　大阪医科薬科大学皮膚科，非常勤講師

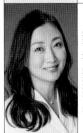

木村有太子
（きむら　うたこ）
2003年　獨協医科大学卒業
2003年　順天堂大学医学部附属順天堂医院
2006年　同大学医学部附属浦安病院皮膚科，専攻生
2007年　同，助手
2012年　医学博士，同，助教
2013年　同，准教授
2016年　ドイツ，ミュンスター大学病院皮膚科留学
2016年　順天堂大学医学部附属浦安病院皮膚科，准教授

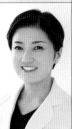

土屋　沙緒
（つちや　すなお）
2003年　東京大学卒業
　　　　同大学医学部附属病院形成外科入局
2005年　国立がん研究センター東病院形成再建外科
2009年　埼玉医科大学形成外科，助教
2012年　同，客員講師
2012年　クリニカ市ヶ谷
2016年　すなおクリニック，理事長・院長

船坂　陽子
（ふなさか　ようこ）
1984年　神戸大学卒業
1988年　同大学大学院修了，医学博士
　　　　同大学皮膚科，助手
1989～91年　米国エール大学皮膚科留学
1996年　神戸大学附属病院皮膚科，講師
　　　　米国シンシナティ大学皮膚科留学（文部省短期在外研員，2か月）
2009年　神戸大学皮膚科，准教授
2010年　日本医科大学皮膚科，准教授
2014年　同，教授

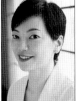

黄　聖琥
（こう　せいこ）
2002年　横浜市立大学医学部卒業
　　　　同大学医学部附属病院，初期臨床研修
2004年　同大学形成外科入局
2013年　同大学附属市民総合医療センター形成外科，助教
2014年　KO CLINIC for Anti-aging 開設

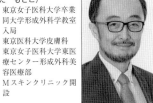

中田　元子
（なかた　もとこ）
1996年　東京女子医科大学卒業
　　　　同大学形成外科学教室入局
2004年　東京医科大学皮膚科
2006年　東京女子医科大学東医療センター形成外科美容医療部
2019年　Mスキンクリニック開設

宮田　成章
（みやた　なりあき）
1990年　防衛医科大学校卒業
　　　　同大学形成外科入局
1997年　札幌医科大学形成外科入局
　　　　市立室蘭総合病院形成外科勤務
2000年　虎ノ門形成外科・皮ふクリニック院長
2004年　みやた形成外科・皮ふクリニック開設

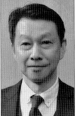

柴田　真一
（しばた　しんいち）
1994年　岡山大学卒業
1995年　名古屋大学医学部附属病院皮膚科入局
1996年　社会保険中京病院皮膚科
1999年　国家公務員共済組合連合会虎の門病院
2004年　名古屋大学医学部附属病院皮膚科，講師
2008年　SSクリニック開院

中野　俊二
（なかの　しゅんじ）
1982年　久留米大学卒業
　　　　同大学皮膚科研修
1984～86年　米国カリフォルニア州立大学サンフランシスコ校に留学
1992年　久留米大学形成外科
1993年～　中野医院
　　　　久留米大学，非常勤講師
2011年7月～　同大学医学部皮膚科，臨床教授
2012年8月～　日本美容皮膚科学会，代議員

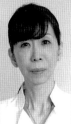

山下　理絵
（やました　りえ）
1985年　北里大学卒業
　　　　同大学形成外科入局
1990年　同大学救急センター
1991年　同大学形成外科美容外科チーフ
1994年　湘南鎌倉総合病院形成外科・美容外科医長
2000年　同，部長
　　　　北里大学，横浜市立大学，非常勤講師
2018年　湘南藤沢形成外科クリニックR，総院長

CONTENTS 今，肝斑について考える

編集／みやた形成外科・皮ふクリニック院長　宮田　成章

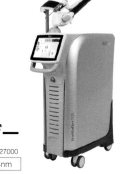

◆編集顧問／栗原邦弘　中島龍夫
　　　　　百束比古　光嶋　勲
◆編集主幹／上田晃一　大慈弥裕之　小川　令

【ペパーズ】
PEPARS No.175/2021.7◆目次

「PEPARS®」とは Perspective Essential Plastic
Aesthetic Reconstructive Surgery の頭文字よ
り構成される造語．

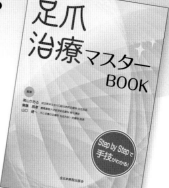
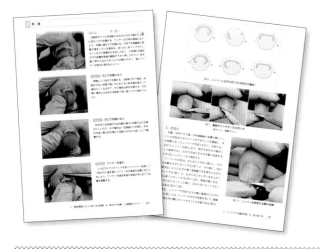

PEPARS No.175：1-4, 2021

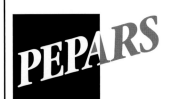

◆特集／今，肝斑について考える

肝斑の治療 概論

宮田 成章*

Key Words：肝斑(melasma)，トラネキサム酸(tranexamic acid)，ハイドロキノン(hydroquinone)，トレチノイン (tretinoin)，レーザートーニング(laser toning)

Abstract 肝斑は様々な後天性メラニン色素異常疾患の合併が認められることも多く，時には診断が難しい場合もある．さらには治療の前提となる診断自体が医師によって異なることも多い．そのため肝斑の定義自体を考え直す必要がある．
治療法については，まず悪化要因である紫外線曝露やスキンケアにおける摩擦，刺激の回避を指導し，その上でトラネキサム酸内服および外用療法を行うことが推奨される．外用はメラニン合成抑制作用(ハイドロキノンやこうじ酸など)とメラニン排出促進作用(トレチノインなど)を主に組み立てる．低フルエンスのナノ秒およびピコ秒発振 Nd:YAG やアレキサンドライトレーザーによる治療も報告されているが，慎重に適応を判断して追加で併用するものであり，単独で用いるものではない．
肝斑の治療方針においては様々な意見対立がある．肝斑の発生原因を解明し，またエビデンスのあるデータを蓄積して，治療方針を決めていくことが求められる．

肝斑とは

肝斑は後天性で主に 30〜50 代の中年女性に見られる茶褐色斑状の顔面色素沈着であり，典型例では頬の左右にほぼ対称性に生じる．若年者や高齢者にはほとんど見られないことが特徴である．その原因はまだ完全には解明されていないが，多因子の関与が示唆されており，本質的には何らかの機能異常であると考えられる．皮膚の炎症，機械的刺激などで悪化する．具体的には洗顔や化粧の際の摩擦，紫外線曝露や乾燥などが挙げられる．他にも女性ホルモンの変動，つまり妊娠やピルの内服なども増悪要因である．

病理学的には表皮のメラニンの増加と真皮の光線性弾力線維変性を特徴とする疾患である[1]．ま

* Nariaki MIYATA, 〒105-0003 東京都港区西新橋 2 丁目 5-11 みやた形成外科・皮ふクリニック，院長

た，メラノサイトに対してケラチノサイトのみならず真皮線維芽細胞や毛細血管を含めた関与が示唆されており，これら細胞間の各種因子(ホルモン，サイトカイン)による刺激(αMSH，ACTH，IL-1，ET-1，SCF，VEGF 等)によってメラニン産生が過剰に生じている[2]．

肝斑の診断

肝斑の診断は実際には難しい．発生年齢や左右の対称性，発生部位(下眼瞼近傍には生じないなどの特徴)，斑状の形状などの特徴が挙げられるが，良性の機能異常であり，確定診断のための組織生検などは非現実的である．

加齢によって肝斑のみでなく老人性色素斑などの様々な後天性メラニン色素異常疾患の合併 (aging complex pigmentation；ACP)[3]も高率に見られるため，複合的なメラニン色素沈着の状態となっていると診断はさらに難しい場合がある．そもそも肝斑の定義自体がしっかりしたものでは

なく，摩擦などの炎症によって生じているものが肝斑なのか肝斑様の炎症性色素沈着なのかも意見が分かれるところである[4]．刺激を避ければ改善して再燃しない肝斑もあれば，徹底した指導のもとスキンケアに気をつけても長期的に再燃する肝斑もある．これをどう分類するべきなのかはまだ指針がない．

その上，治療法選択の前提である診断，肝斑の捉え方自体が医師により異なることも多く，これが現在本邦での肝斑における治療法の対立を招いているとも言える．それゆえに医師の経験に基づく視診のみでの診断はどんなベテランでも避けるべきであり，ダーモスコピーによる診断に加えて画像解析装置を用いた詳細な検討が必須である．これによって肝斑と誤認する様々なACPを篩い分けすることができる．また長期にわたる経過観察も重要である．一見老人性色素斑の多発を疑わせるような症状でも，10年前の写真では明確な肝斑があることなども経験している．老人性色素斑なのか肝斑なのか，それとも後で肝斑に併発したのかは視診では明確に判断はできない．

治療法

本邦においてはかなり前からトラネキサム酸の内服治療が広く行われている[5]．表皮におけるプラスミン活性の抑制をはじめメラニン産生抑制，メラノサイト増殖抑制効果などがその機序として挙げられている[6]．

外用に関してはメラニン合成抑制作用とメラニン排出促進作用を主に組み立てる．メラニン合成抑制はハイドロキノンやこうじ酸などを主として，他にビタミンCやアゼライン酸が挙げられる．排出促進としてはトレチノインや各種ケミカルピーリング製剤が挙げられる．これらを複合して用いることも多く，ハイドロキノン，トレチノイン，ステロイドのtriple combination creamが代表的なものである[7]．その他外用としてはイオン導入やエレクトロポレーション（電気的穿孔）などでビタミンCやトラネキサム酸を浸透させる治療も用いられる．

レーザーについては高フルエンスでの照射は肝斑には禁忌とされ，低フルエンスで照射を行うレーザートーニングと呼称される手法が用いられている．主に用いられるのはメラノソームの熱緩和時間（50ナノ秒前後）よりも短い時間であるナノ秒およびピコ秒発振のNd:YAGやアレキサンドライトレーザーが挙げられる．手法のばらつきが多く，また大規模でエビデンスレベルの高い論文がないため，その効果には賛否両論がある[8][9]．また副作用として色素脱失も認められることから慎重に行う必要がある．日本形成外科学会を主体とした診療ガイドラインではグレードC1，つまり根拠はないが，行うよう薦められるという評価である[10]．

実際の臨床においては上述の治療を単独ではなく組み合わせて行うことが多い．一般的にはまず悪化要因となり得る生活習慣の改善から始める．具体的には紫外線曝露の徹底した予防およびスキンケアにおける摩擦，刺激の回避である．その上でトラネキサム酸内服や外用の併用療法を実施する．概ね2か月で効果を判定する．レーザートーニングは慎重に適応を判断して追加で併用とし，レーザー単独治療は行わないことが重要である．

インド皮膚科学会IADVL（ただし，special interest group）のガイドライン形式のレビューは非常に興味深い見解を述べている[11]．膨大な論文を解析して，レーザートーニング（低フルエンスQスイッチNd:YAGレーザー治療）を含む全てのレーザー治療は単独では推奨されないと結論づけている．さらにレーザートーニングとトラネキサム酸内服，グリコール酸ピーリング，ビタミンC導入との併用療法は単独治療より有効であると評価はしているものの，グレードDの推奨度で，詳細は他の項を見るようにと記載されている．そしてトラネキサム酸内服の項に目を移すと局所療法やレーザー治療との併用がグレードAの推奨度とされている．レーザー主体の治療は不適切で，トラネキサム酸内服を主として外用およびレー

ザートーニングを補助的に用いることが推奨され
ると解釈できる.

　肝斑は体質として何らかの機能異常を有してい
る人に加齢という要素が加わって発生すると考え
られる. その程度は様々であるが, 機能異常が加
齢等によって発現し, その上で悪化要因とされる
様々な刺激を肌に与えた場合に肝斑が発生する.
患者個々の肝斑発生のしやすさ(素因)によって悪
化因子の関与の大小は異なる(図1). 非常に素因
が大きい人はわずかな刺激でも肝斑を発症し, コ
ントロールが難しい. 一方で素因のない人は, 相
当強い刺激でないと発症しない.

　さて肝斑の治療を行うにあたっては肝斑の定義
を再度考え直す必要がある. 様々な文献を紐解き
意見を集約しようとしても肝斑の定義そのものに
相違があり, これに関して論じていない. 診断が
医師によって異なるため, 各種治療の是非が分か
れている. 特に肝斑には保存的治療のみを行うべ
きであると考える意見では物理的な刺激を避ける
ことを重視するが, 一方でそれを十分に行っても
改善しない例があることを指摘してレーザートー
ニングを行う意見もある. 物理的な刺激などによ
る炎症を本質とするものをスキンケア肝斑として

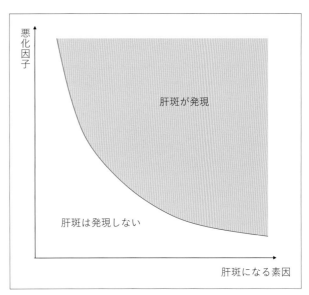

図 1.

位置づけることによって, これら意見の相違を理
解することができる. 一方で多発性の老人性色素
斑と肝斑の混在によるものについては, 鑑別が視
診に限る現在ではその診断の是非を問うことは非
現実的であり, 老人性色素斑に有効な治療がレー
ザーであることを考えると両者を含めた状態を改
善することが1つの方向性となる. よって私見で
はあるが図2のような定義をすることで治療の方
向性が見えてくると考えている.

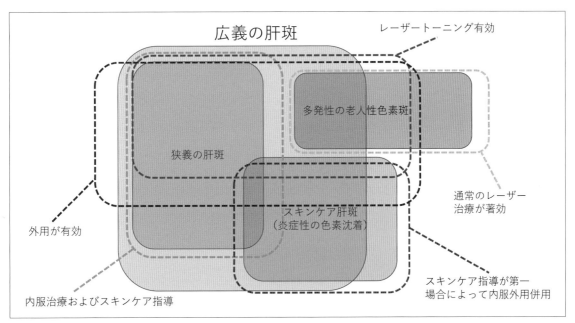

図 2.

まとめ

　肝斑の治療は非常に難しい．内服や外用が有効であるが，外的要因によって再燃しやすく，高血圧や糖尿病と同じく治癒するのではなく良好な状態を維持していくことが基本となる．ただし，悪化因子に対して徹底的な管理を行い皮膚の状態を改善していくことによって長期的に安定した状態とすることも可能である．

　レーザートーニングに関しては肝斑の第一選択となるものではない．単独治療に関しては否定的な見解が殆どであり，内服や外用治療の上で必要に応じて併用していくものであると考えられる．

　いずれにせよ肝斑は治癒させることのできない機能異常であるからこそ，その治療方針においては様々な意見対立が生まれるものである．肝斑の発生原因を解明し，またエビデンスのあるデータを蓄積して，治療方針を決めていく必要がある．

　最後に，実際の臨床においては患者利益を優先し，商業的なレーザー治療などを漫然と行わないことが強く望まれる．

参考文献

1) 松永佳世子：しみと呼ばれる良性後天性色素沈着・増加症．美容皮膚科学 改訂2版．宮地良樹ほか編．pp591-603，南山堂，2009.
2) 船坂陽子：【光老化の最新知識】シミの鑑別と診断的治療の実際．BEAUTY．**24**：29-39，2020.
3) 山下理絵，近藤謙司：【シミ・肝斑治療マニュアル】シミ治療の現状．PEPARS．**110**：1-12，2016.
4) 黄　聖琥ほか：肝斑鼎談．美容皮膚医療ホントのところ．宮田成章編，pp60-72，克誠堂出版，2020.
5) 二条貞子：トラネキサム酸による肝斑の治療．基礎と臨床．**13**：3129-3130，1979.
6) 乃木田俊辰：【シミ・肝斑治療マニュアル】内服治療の選択：トラネキサム酸はなぜ効くか．PEPARS．**110**：18-21，2016.
7) Chan, R., et al.：A randomized controlled trial of the efficacy and safety of a fixed triple combination(fluocinolone acetonide 0.01%, hydroquinone 4%, tretinoin 0.05%)compared with hydroquinone 4% cream in Asian patients with moderate to severe melasma. Br J Dermatol. **169**：697-703, 2008.
8) Polnikorn, N.：Treatment of refractory dermal melasma with MedLite C6 Q-switched Nd：YAG laser：two case reports. J Cosmet Laser Ther. **10**：167-173, 2008.
9) 葛西健一郎：【肝斑に対する治療戦略】肝斑に対する低出力Qスイッチ Nd：YAG レーザー治療(レーザートーニング)の危険性．形成外科．**57**：1117-1124，2014.
10) CQ57　肝斑にレーザーや光治療は有効か．日本形成外科学会，日本創傷外科学会，日本頭蓋顎面外科学会編．形成外科診療ガイドライン1　皮膚疾患　皮膚軟部腫瘍/母斑・色素性疾患(レーザー治療)．pp140-141，金原出版，2015.
11) Sarma, N., et al.：Evidence-based review, grade of recommendation, and suggested treatment recommendations for melasma. Indian Dermatol Online J. **8**：406-442, 2017.

PEPARS No.175：5-8, 2021

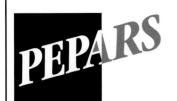

◆特集／今，肝斑について考える

肝斑に対する内服治療

木村　有太子*

Key Words：肝斑(melasma)，トラネキサム酸(tranexamic acid)，ビタミン C(vitamin C)，内服治療(oral therapies)，エビデンス(evidence)

Abstract　　肝斑に対する内服治療について，トラネキサム酸とビタミン C を中心に投与方法，有効性について検討した．トラネキサム酸の臨床効果は，1979 年に二条が慢性蕁麻疹の治療にトラネキサム酸(1,500 mg/日)を投与したところ肝斑が軽快したと初めて報告し，その後多くの有効性を示す報告がある．海外の報告では 500 mg/日か 750 mg/日で，十分有効性が示されていた．本邦では川島らはビタミン C と L-システインの合剤と，これにトラネキサム酸(750 mg/日)を加えた内服薬とによる多施設無作為化比較試験を行った結果，肝斑改善率はトラネキサム酸含有製剤が 60.3％で非含有製剤の 26.5％と比較して有意に高かったと報告している．トラネキサム酸は肝斑の治療において効果的かつ安全な治療法であるように思われる．また，ビタミン C については，ビタミン C とビタミン E の配合剤がビタミン C 単剤に比べて有意な差で有効であったと報告している．その他の薬剤の肝斑に対する内服療法については，いくつか有効性を示す文献はあるが統計学的な有意差は示されていない．よって，肝斑の内服療法はトラネキサム酸が中心となるが，長期的な副作用，再発時の開始時期などのデータはまだ少なく，今後これらに対するエビデンスが発表されることを期待する．

はじめに

　肝斑は日本人を含むアジア系人種において比較的頻度の高い色素異常症の 1 つである．典型的な臨床像として顔面の頬部，前額部，口周囲の褐色色素斑を特徴とする[1]．「シミ」を主訴として来院する患者の多くは肝斑であり，顔面の色素沈着症として頻度が高い疾患である．治療は，サンスクリーンなど用いて紫外線防御を行い，経口避妊薬の内服中止や摩擦などの悪化因子の除去を指導する．さらに，外用薬・内服薬・ケミカルピーリングの他，光治療や低フルエンスによるレーザー治療の報告もある．本稿では内服による肝斑治療について，作用機序や臨床効果など解説する．

肝斑の内服治療に用いられる薬剤

1．トラネキサム酸

　トラネキサム酸(trans-4-aminomethylcyclohexanecarboxylic acid；t-AMCHA，以下，TA)は止血作用，抗アレルギー作用，抗炎症作用を持つ抗プラスミン薬であり，保険適用外であるが肝斑の治療において世界中で幅広く使用されている．肝斑に対するトラネキサム酸の内服療法は本邦が発信の起源であることは有名である．

A．トラネキサム酸の肝斑治療に対する作用機序

　肝斑では，プラスミンが活性化した結果としてメラニン産生が亢進し，かつ真皮に炎症反応が生じている．TA が肝斑の治療に有効な理由として，① 抗プラスミン作用を介してメラニン産生を抑制する，② メラノサイトに直接働きメラニン合成を抑制する，③ プロスタグランディン産生を阻害

---

* Utako KIMURA，〒279-0021　浦安市富岡 2-1-1　順天堂大学浦安病院皮膚科学教室，准教授

することによって抗炎症作用を持つなどの作用によって改善すると考えられている[2]. また, 肝斑病変では vascular endothelial growth factor (VEGF) 発現の有意な増加を示し, 肝斑での血管新生の重要性が報告されている[3]. TA は, 細胞外基質に結合した VEGF を遊離型へ変換する作用, 血管新生由来の basic fibroblast growth factor (bFGF) を抑制する作用なども報告されている[4].

組織学的に検討した報告では, トラネキサム酸内服後に表皮の色素沈着, 真皮の毛細血管・肥満細胞の減少がみられていた[5].

TA による肝斑の治療には, 内服療法以外にも外用療法, microinjection を中心とする局所注射, イオン導入などによる方法がある.

B. 臨床効果

1979 年に二条[6]が慢性蕁麻疹の治療に TA (1,500 mg/日) を投与したところ, 肝斑が軽快したことを初めて報告した. つまり, TA が偶然にも肝斑に奏効したことがきっかけであった. それ以来, TA 内服療法は肝斑治療の第 1 選択とされてきた. TA 1,000 mg/日とビタミン C 1,000 mg/日の併用療法の 8 週間の投与にて 124 例の肝斑で軽度改善以上が 84.7% であり, 投与 4 週間で効果の発現がみられたと言う. 副作用も 2 例で軽度なものであり安全で有用な薬剤であると報告された[7]. また, 川島ら[8]よる多施設無作為化比較試験では TA 含有剤が有意に肝斑を改善させたことが報告されている. この試験は, ビタミン C と L-システインの合剤と, これに TA (750 mg/日) を加えた内服薬とによる比較試験である. スキントーン・カラースケール評価での肝斑改善率は, TA 含有製剤が 60.3% であるのに対し, 非含有製剤が 26.5% と有意に高かった. 自覚症状, 写真判定, 画像診断においても TA 含有製剤の方が非含有製剤に比べ有意に改善率が高いことが示された. 副作用についても, いずれも軽度であり, 重篤なものは認められなかった. 現在この試験での製剤は「トランシーノ®」として市販されている.

海外での内服 TA 治療の有効性を示した主な論文を検索すると, 少なくともシステマティックレビューだけでも 7 件, ランダム化比較試験 (randomized controlled trial：RCT) 7 件, コホート研究 2 件, ケース-コントロールスタディーが 2 件あり, 有効性を示すには十分な論文数が検索された. アジアを中心に報告が多く, いずれも 1 日量が 500 mg/日か 750 mg/日で有効性を示していた. 副作用で目立ったものとして消化器症状や頭痛の他, 比較的多く月経異常関連の報告がみられていた[9]. Sarma[10]は, TA 内服治療の有効性を示した 10 件の study (RCT 3 件含む), 計 1,050 人のアジア人を解析したところ, 投与量は 500〜750 mg/日, 分割投与であり, 多くは 4 週間で効果発現をしたと報告している. 重大な副作用はプロテイン S 欠乏症の患者で深部静脈血栓症 1 例であり, 他は軽度な胃腸障害などであった. 結論としてグレード A の推奨としている.

自験例である図 1 は 50 歳, 女性, 中等度の肝斑の患者である. TA 750 mg/日, ビタミン C 600 mg/日の内服, 4% ハイドロキノン外用の併用療法を 8 週間行い, 頬部の茶褐色調の色素斑は明らかな改善を認めた. しかし, 日本では 1,000 mg/日, 1,500 mg/日など高用量で長期間投与されているケースも少なくない. 日本で行われた臨床試験[8]では, TA 750 mg/日を 8 週間の投与で十分な有効性を示している. 8 週間以上の投与については臨床試験をしていないので効果や有害事象については不明である. 診療をしていると長期の内服を希望する患者も多く, 外来では対応に苦慮することも多い. 川島ら[11]によると, トランシーノ®服用中止後に肝斑が再発した場合, 本剤を再投与しても改善率が 1 回目と変わらなかったと報告している. トラネキサム酸内服中止による再発率については 7.5〜75% とデータは様々であり, 正確なデータははっきりしない[10]. 患者には, 再発したら再投与しても改善することを伝え, 改善したらできるだけ長期内服にならないよう指導を行うことが大切である. また, 再発防止のためにも内服終了後の遮光やスキンケアについても継続して指

a | b

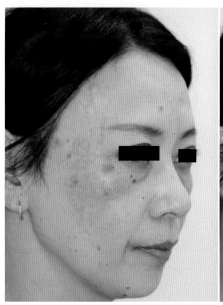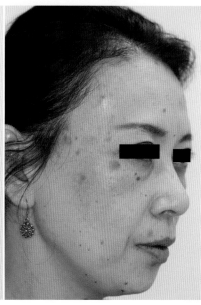

図 1.
50 歳，女性(当科の症例)
中等度の肝斑の患者で，TA 750
mg/日，ビタミン C 600 mg/日の
内服と4％ハイドロキノン外用療
法を8週間行い，頰部の茶褐色調
の色素斑は明らかな改善を認め
た.
　a：治療前
　b：治療8週後

導する必要がある.

2．ビタミン C

ビタミン C は L-アスコルビン酸であり水溶性
ビタミンの1つである．過剰摂取しても大きな副
作用がでることは少ないが摂取量により吸収率が
変化する．ビタミン C を 30～180 mg/日程度の摂
取量ではその約70～90％が吸収される．しかし，
1 g/日を上回る摂取量では吸収率が50％未満に低
下し，吸収されて代謝されなかったアスコルビン
酸は尿中に排泄される[12]．炎症後色素沈着に対す
る治療では保険適用であるが肝斑に対しては保険
適用外である.

A．作用機序

ビタミン C は，メラノサイトがメラニンを作る
過程において，① チロシナーゼの活性を阻害し，
② メラニンを生成する過程で発生するドーパを
還元する作用，また，③ すでに蓄積されたメラニ
ンに直接作用して還元する作用によって改善する
と考えられている．ビタミン C による肝斑治療は
内服療法だけでなく，外用療法，点滴療法，イオ
ン導入による方法でも使用されている.

B．臨床効果

肝斑患者にビタミン C 900 mg/日とビタミン E
450 mg/日の配合剤と単剤の内服治療を行い，3か

月後の軽度以上の改善は配合剤で69％，ビタミン
E 単剤で60％，ビタミン C 単剤で50％であり，
配合剤がビタミン C 単剤に比べて有意な差で有効
であったと報告している[13]．また，ビタミン C 単
剤では有効例は25％と少ないという報告[14]もある.

3．その他の内服療法

肝斑に対するその他の内服療法の報告で，ポリ
ポディウム ロイコトモス(Polypodium Leucoto-
mos Extract；PLE)の内服療法がある．PLE はシ
ダ植物由来の抗酸化物質であり，「飲む日焼け止
め」として発売されている．肝斑に対するランダ
ム化比較試験を行い，プラセボ群と比較して改善
を示したが統計学的な有意差は示されなかっ
た[15]．その他，カロテノイド，メラトニン，経口
グルタチオンなども肝斑に対する内服治療として
有効であるという文献はいくつかあるが統計学的
に有意差を示した報告はない.

まとめ

肝斑に対する内服治療について，TA とビタミ
ン C を中心にまとめた．TA は，肝斑の治療につ
いて効果的かつ安全な治療法であるように思われ
た．TA 内服治療については，使用歴，使用頻度
も高く，十分な有効性と安全性を示す論文が多

い．海外の論文では 500 mg/日か 750 mg/日で，十分有効性が示されている．Bala ら[16]によると，経口 TA は低用量（500 mg/日）で，短期間（8〜12週間）でさえ，肝斑に対して有効性と安全性が示されていると述べている．実際臨床では，TA とビタミン C の内服とハイドロキノン外用の併用療法で治療されていることが多い．

肝斑に対するトラネキサム酸の処方は健康保険の適用外である．患者には，あらかじめその点も伝えておく必要がある．長期的な副作用，再発時の開始時期などのデータはまだ少なく，今後これらに対するエビデンスが発表されることを期待する．

参考文献

1) 川田　暁：肝斑治療の現状．皮膚病診療．**32**：427-433，2010.

2) 川田　暁：肝斑治療におけるトラネキサム酸の有用性．日本医事新報．**4625**：60-61，2012.

3) Kim, E. H., et al.：The vascular characteristics of melasma. J Dermatol Sci. **46**：111-116, 2007.

4) Kwon, S. H., et al.：Heterogeneous pathology of melasma and its clinical implications. Int J Mol Sci. **17**：824, 2016.

5) Na, J. I., et al.：Effect of tranexamic acid on melasma：a clinical trial with histological evaluation. J Eur Acad Dermatol Venereol. **27**：1035-1039, 2013.

6) 二条貞子：トラネキサム酸による肝斑の治療．基礎と臨床．**13**：3129-3130，1979.

7) KM-02 研究班：KM-02 の肝斑に対する臨床効果．医学と薬学．**31**：654-676，1994.

8) 川島　眞ほか：肝斑に対する DH-4243（トラネキサム酸配合経口薬）の多施設共同無作為化比較試験．臨皮．**61**：735-743，2007.

9) 木村有太子，須賀　康：肝斑におけるトラネキサム酸のエビデンス．Aesthe Derma．**30**：309-315，2020.

10) Sarma, N., et al.：Evidence-based review, grade of recommendation, and suggested treatment recommendations for melasma. Indian Dermatol Online J. **8**(6)：406-442, 2017.

11) 川島　眞ほか：肝斑に対するトランシーノの製造販売後臨床試験（第IV相試験）．臨床医薬．**29**：275-284，2013.

12) Jacob, R. A., Sotoudeh, G.：Vitamin C function and status in chronic disease. Nutr Clin Care. **5**：66-74, 2002.

13) ビタミン E, C 配合剤臨床研究班：顔面色素沈着症にたいするビタミン E とビタミン C の配合剤および単味剤の治療効果―二重盲検群間比較法による検討．西日本皮膚．**42**：1024-1034, 1980.

14) 細田寿郎ほか：女子顔面色素沈着症の治療経験．皮膚．**8**：202-204，1966.

15) Ahmed, A. M., et al.：A randomized, double-blinded, placebo-controlled trial of oral Polypodium leucotomos extract as an adjunct to sunscreen in the treatment of melasma. JAMA Dermatol. **149**：981-983, 2013.

16) Bala, H. R., et al.：Oral tranexamic acid for the treatment of melasma：a review. Dermatol Surg. **44**：814-825, 2018.

PEPARS No.175：9-12, 2021

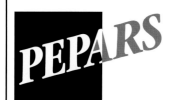

◆特集／今，肝斑について考える

肝斑に対する外用治療

長濱 通子*

Key Words：ハイドロキノン(hydroquinone)，レチノイド(retinoid)，トリプルコンビネーションクリーム(triple combination cream)，ケミカルピーリング(chemical peeling)，グリコール酸(glycolic acid)，遮光剤(sunscreen)

Abstract 肝斑の発症因子として女性ホルモンの関連や紫外線による悪化などが言われているが，発症機序について詳しいメカニズムは不明である．難治例が多く，複合的な治療が行われることが多いが完治が難しく，再発性も高い．最近の研究では，肝斑の外用治療としては，第1選択としてハイドロキノンまたはトリプルコンビネーションクリームの外用と遮光剤の使用が重要と考えられている．また外用治療の1つとしてグリコール酸によるケミカルピーリング治療も有効な場合がある．肝斑に対する有効な外用療法について，外用薬剤，ケミカルピーリングおよび遮光剤を解説する．

はじめに

肝斑は20代以降の女性に多く，女性ホルモンや紫外線曝露が増悪因子として考えられているが，その詳しい発症メカニズムは不明である．外用，内服，レーザーなどの治療が試みられているが，完治が難しく，治療により悪化する場合や，治療後の再発も多い．難治例が多く，ハイドロキノン外用が最も有効と言われているが，ハイドロキノン外用治療にも副作用があり，治療に難渋することも多い．最近の外用療法のトレンドについて解説する．

肝斑の病態

肝斑は，淡茶色から茶色の斑が下眼瞼を避けて両頬部に対称的に帯状に見られる後天性の色素増強性の皮膚疾患であり，病理学的には皮膚基底層のメラノサイトの増加と表皮のメラニン増強，真皮ではメラノファージの増加と毛細血管拡張像が認められる．発症についてはメラノサイトのメラニン産生の活性化に女性ホルモンの関与や紫外線曝露，線維芽細胞や真皮内のサイトカインが関与していると考えられている[1]．

肝斑の外用療法

肝斑に対する外用療法は，① 美白剤の塗布による外用治療[2]，② 化学物質を塗布するケミカルピーリング治療，③ 悪化を防ぐための遮光剤の塗布であり，症例に応じて治療を選択する場合もあるが，肝斑は難治であるため色々な治療が併用されることも多い．

* Michiko NAGAHAMA，〒652-0855 神戸市兵庫区御崎町1-9-1 神戸百年記念病院皮膚科・美容皮膚科，部長

表 1. 肝斑に対する外用薬剤

- ハイドロキノン
- アゼライン酸
- ビタミン C
- レチノイド
- トラネキサム酸
- システアミン
- Kligman's formula (5% ハイドロキノン + 0.1% トレチノイン + 0.1% デキサメタゾン)
- Triple combination cream (TCC：ハイドロキノン + レチノイド + コルチコステロイド)

1．外用剤について

　肝斑の外用剤としてはハイドロキノン，アゼライン酸，ビタミン C など，表 1 に示すような外用剤が使用される．

A．ハイドロキノン

　チロシナーゼを拮抗阻害してメラニン合成を阻害する作用があり，外用美白剤として有効性が高いが，皮膚刺激症状や細胞毒性があることが知られている．また副作用として皮膚刺激症状による色素沈着や脱色素斑の発生も知られており，外用剤として使用が難しい場合も多い．

B．アゼライン酸

　チロシナーゼの拮抗阻害作用を示し，ハイドロキノンと同様の美白効果が知られているが，皮膚刺激症状などの副作用のリスクはハイドロキノンより高い．

C．ビタミン C，アスコルビン酸

　酸化反応に対する還元作用をもち，メラニン合成を抑制する作用がある．

D．レチノイド

　トレチノインを含むビタミン A 誘導体でメラノソームの転送抑制，チロシナーゼの転写阻害，メラニン合成阻害などの作用があると言われている．メラニン排出作用で美白効果を示すが皮膚刺激作用が強い．

E．トラネキサム酸

　抗プラスミン作用により表皮細胞からのプロスタグランジン産生を抑制して抗炎症作用を発揮すると考えられている．肝斑では紫外線曝露などの継続的な炎症作用があり，トラネキサム酸はこれらの抗炎症作用に寄与すると考えられている．内服での使用が一般的であるが，外用剤への応用も試みられている．

F．システアミン

　補酵素 A の一部．還元作用があるアミノチオールで，作用機序はまだ解明されていないが肝斑への有効性が知られている．ハイドロキノンのような細胞毒性や刺激性はないとされているが，パーマ液のような臭いが強く外用剤への応用が難しいとされてきたが，近年は開発が進み，臭いの少ない外用剤が開発されてきている．

G．Kligman's formula, Triple combination cream (TCC)

　どちらもハイドロキノンにレチノイド，ステロイド剤を加えた外用剤であり，メラニン合成過程の合成前，合成中，合成後のすべての過程で作用する効果をもち，肝斑への効果が高いと言われているが，ステロイド剤が含まれているために長期使用による皮膚萎縮などの副作用があると言われている．

　Austin らは肝斑に対する外用治療について，ランダム化試験のシステマティックレビューの結果，システアミン，TCC とトラネキサム酸を推奨している[3]．Mckesey らは多数の文献報告から肝斑に対する外用剤としてはハイドロキノン単独または TCC が最も有効と報告している[4]．また Spierings は肝斑の第一選択治療としてトラネキ

サム酸内服と TCC 外用を推奨している[5]．以上より肝斑の外用剤としては近年の文献からはハイドロキノンや TCC が第 1 選択と考えられる．

2．ケミカルピーリング

ケミカルピーリングは外用剤を皮膚に塗布し，化学変性による皮膚剥離と創傷治癒機転による表皮および真皮組織の再構築を促して，種々の皮膚疾患の改善や皮膚の若返り効果をもたらす化学的な皮膚外科的手術法である．本邦では日本人の皮膚に適合するケミカルピーリングについて日本皮膚科学会よりガイドラインが公表[6]されており，肝斑に対するケミカルピーリングは，グリコール酸，サリチル酸，乳酸，トリクロロ酢酸のいずれも推奨度 C2（十分な根拠がないので現時点では推奨できない）とされている．しかしながらグリコール酸には表皮ターンオーバーの亢新，角化細胞におけるサイトカインネットワークへの関与，メラニン生成抑制，真皮線維芽細胞の活性化などの作用があることが示唆されており[7]，肝斑においてもグリコール酸ピーリングが使用されることが多い．

海外では肝斑に対するケミカルピーリング治療には，グリコール酸，サリチル酸，トリクロロ酢酸，Jessner 液を用いたり，グリコール酸とトリクロロ酢酸の併用療法，Jessner 液とトリクロロ酢酸の併用療法などが行われている．インド人のエキスパートらによるグループは，肝斑に対するケミカルピーリングの薬剤として，乳酸，サリチル酸，Jessner 液，トリクロロ酢酸などに比し，グリコール酸は推奨度が高いとしている[8]．一方 Mckesey らは，肝斑に対するケミカルピーリング治療の効果は外用剤と同等，もしくは外用剤以下の効果であり，副作用のリスクは外用剤より高いと報告している[4]．同様に Spierings は肝斑の治療法において，グリコール酸やトリクロロ酢酸によるケミカルピーリングは，TCC 外用やトラネキサム酸内服などの第 1 選択治療法と併用する第 3 選択治療法であるとしている[5]．

ケミカルピーリングには使用する薬剤や皮膚剥離の深さによっては色素沈着や瘢痕形成などの副作用もあるため，肝斑の治療として，ケミカルピーリングは慎重な使用が検討されるべきである．しかしながら，外用剤に対する接触皮膚炎などで外用剤による治療が不可の場合には，ケミカルピーリングも外用治療法の 1 つとして試されるべき価値がある．

3．遮光剤

近年，肝斑の治療において遮光の重要性が注目されている．Zubair らは肝斑の治療において遮光が最も重要としており[9]，Spierings も肝斑治療の第 1 選択として TCC 外用，トラネキサム酸内服およびリスクファクターの調節として遮光を加えている[5]．また Mahmoud らは Fitzpatrick Skin Type Ⅳ～Ⅵでは紫外線だけではなく，可視光でも色素沈着が誘導されるとし，可視光も遮光できる酸化亜鉛や二酸化チタン含有の遮光剤を推奨している[10]．加えて Lyons らは肝斑のような色素異常では可視光線にも誘因されるとして，色付き（酸化鉄と二酸化チタンを含む）の遮光剤を推奨している[11]．Fitzpatrick Skin Type Ⅳは Japanese Skin Type（JST）Ⅲに相当するため，JST Ⅲの肝斑では可視光も遮蔽する必要があり，紫外線と可視光の両方をブロックできる遮光剤を使用する方がよいと考えられる．

まとめ

肝斑は 20 代以降の女性に多くみられる，後天性の色素増強性の皮膚疾患で，女性ホルモンや紫外線曝露が誘因，悪化因子と考えられている．そこで肝斑に対する外用治療の第 1 選択としては，ハイドロキノンまたは TCC の外用と，肝斑の悪化を防ぐために色付きの遮光剤を使用することが推奨される．ハイドロキノンや TCC 外用が難しい場合には，グリコール酸によるケミカルピーリング治療も選択肢となり得る．ハイドロキノンには皮膚刺激症状や細胞毒性，長期使用による色素沈着などの副作用があり，TCC もステロイド剤が含まれるため長期使用による皮膚萎縮などの副作用

があるので，将来的にこれらの副作用がない長期
使用でも安全かつ有効な外用剤の新規開発が期待
される．

参考文献

1) 川田　暁：【肝斑】肝斑のメカニズム. Bella Pelle.
   4(2)：14-16，2019.
2) 須賀　康：【シミ】外用によるシミ治療（美白剤に
   ついて）. Bella Pelle. 2(1)：20-23，2017.
3) Austin, E., et al.：Topical treatments for melasma：
   a systematic review of randomized controlled tri-
   als. J Drugs Dermatol. 18：1156-1171, 2019.
4) Mckesey, J., et al.：Melasma treatment：an evi-
   dence-based review. Am J Clin Dermatol. 21：
   173-225, 2020.
   Summary　外用治療としては，ハイドロキノン
   単独または TCC 外用が最も有効で，ケミカル
   ピーリングは外用剤と同等かもしくは外用以下
   の効果であり，副作用リスクは外用剤より高い.
5) Spierings, N. M. K.：Melasma：a critical analysis
   of clinical trials investigating treatment modali-
   ties published in the past 10 years. J Cosmet
   Dermatol. 19：1284-1289, 2020.
6) 古川福実ほか：日本皮膚科学会ケミカルピーリン
   グガイドライン（改訂第 3 版）. 日皮会誌. 118：
   347-355，2008.
7) 船坂陽子：グリコール酸. ケミカルピーリン
   グ これが私のコツと技 改訂 2 版. 古川福実ほか
   編. 9-15，南山堂，2009.
8) Sarkar, R., et al.：Chemical peels in melasma：a
   review with consensus recommendations by
   Indian Pigmentary Expert Group. Indian Der-
   matol. 62：578-584, 2017.
9) Zubair, R., et al.：What's new in pigmentary dis-
   orders. Dermatol Clin. 37：175-181, 2019.
10) Mahmoud, B. H., et al.：Impact of long-wave-
   length UVA and visible light on melanocompe-
   tent skin. J Invest Dermatol. 130：2092-2097,
   2009.
11) Lyons, A. B., et al.：Photoprotection beyond
   ultraviolet radiation：a review of tinted sun-
   screens. J Am Acad Dermatol. 84：1393-1397,
   2021.

Summary　肝斑の第 1 選択治療は遮光，TCC 外
用，トラネキサム酸内服治療であり，ケミカル
ピーリングは第 1 選択治療と併用での第 3 選択治
療である.

PEPARS No.175：13-20, 2021

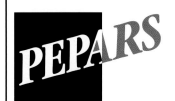

◆特集／今，肝斑について考える

肝斑に対する ナノ秒発振レーザー治療のエビデンス

船坂　陽子*

Key Words：肝斑(melasma)，Qスイッチ Nd：YAG レーザー(Q switched Nd：YAG laser)，低フルエンス(low fluence)，レーザートーニング(laser toning)，脱色素斑(depigmentation)，エビデンス(evidence)，メタ解析(meta-analysis)

Abstract　肝斑に対しナノ秒発振レーザー，特に 1064 nm の波長の Q スイッチ Nd：YAG レーザーを低フルエンスで照射した治療が，"レーザートーニング"と呼称されて広く用いられている．一方，脱色素斑が生じることがあることも報告されている．肝斑に対する低フルエンスでの 1064 nm の波長の Q スイッチ Nd：YAG レーザー照射について，その作用機序および治療効果についてのエビデンスについて概説した．

はじめに

　肝斑は紫外線曝露と女性ホルモンが発症および悪化に関与する，難治性の顔面の色素斑である．肝斑に対する治療法としては遮光に加え，ハイドロキノンなどの美白剤やレチノイドを配合したKligman's formula や triple cream の外用，ケミカルピーリングが用いられてきた．2000 年代に入り，アジア圏において，肝斑に対し 1064 nm 波長の Q スイッチ Nd：YAG レーザーを低フルエンスで照射した治療が，"レーザートーニング"と呼称されて行われるようになった．この低フルエンスQ スイッチ Nd：YAG レーザー照射により，効果があったとされる一方，脱色素斑が生じたとの報告があり，病態に応じて，照射の条件(フルエンス，パス数，スポットサイズ)を考慮する必要性についても論じられている．

　ナノ秒発振レーザーによる肝斑治療としてはQ スイッチアレキサンドライトレーザーを用いた報

告もあるが，大部分が Q スイッチ Nd：YAG レーザーによる報告である．本稿では，肝斑に対する低フルエンス Q スイッチ Nd：YAG レーザー照射の作用機序および治療効果についてのエビデンスについて概説する．

Ⅰ．低フルエンス Q スイッチ Nd：YAG レーザーの 肝斑に対する治療の歴史

1．低フルエンス Q スイッチ Nd：YAG レーザーの肝斑に対する治療が試みられた背景

　ハイドロキノンなどの美白剤やレチノイドを配合した Kligman's formula や triple cream(ハイドロキノン，レチノイド，ステロイドを混合したクリーム)の外用は，表皮型の肝斑，すなわち表皮に過剰にメラニンが沈着しているタイプに対しては，第一選択の治療法であることはよく知られている．しかしながら，真皮浅層にメラノファージが沈着する複合型(表皮と真皮にメラニン成分がある)の肝斑では，前述の外用療法にて改善が見られないことが多い．そこで，選択的にメラニンを除去するのではないかとの期待のもと，Q スイッチレーザー治療が次なる肝斑への選択肢の 1 つになり得ると考えられるようになった．

* Yoko FUNASAKA, 〒113-8603　東京都文京区千駄木 1-1-3　日本医科大学皮膚科，教授

肝斑の治療を求める患者のスキンタイプは，海外の患者を含めると Fitzpatrick のスキンタイプⅢ，Ⅳ，Ⅴが多くを占める．教科書にも記載されているように，我々日本人の肝斑患者への Q スイッチレーザー治療は原則禁忌とされている．老人性色素斑に用いるのと同様に，高いフルエンスで照射すると，メラニンを含有した細胞（メラノサイトならびに基底層直上から数層のケラチノサイト）の空胞変性が生じ，これらの細胞壊死のために炎症細胞の浸潤が見られ，肝斑では強い炎症後色素沈着をきたしてしまうからである．

低フルエンス Q スイッチ Nd:YAG レーザーが肝斑に対して有用な治療法であると，最初に英語の論文として報告されたのは 2008 年で，タイのPolnikorn による．論文タイトルには低フルエンスとの記載がないが，論文内において，sub-threshold photothermolysis，すなわち細胞破壊につながらない閾値以下の低いフルエンスで，繰り返し照射する治療を 2 年の間に 500 症例以上施行したところ，真皮内の病変が除去できることにより，美白剤外用との併用で，副作用もほとんどなく難治性の肝斑を改善することができたと述べている[1]．韓国の皮膚科医からも肝斑に対するこの治療法の有効性について学会でしばしば発表されており，同じ 2008 年に韓国語で Jeong らが低フルエンスで照射することにより，熱変性や炎症を最小限に抑えながら，メラニンを除去できると報告している．なお，彼らは副作用として稀ではあるが，部分的な色素脱失とびまん性の色素沈着を生じた症例があることを述べている[2]．

2．低フルエンス Q スイッチ Nd:YAG レーザーの肝斑に対する治療の問題点

2010 年前後に肝斑に対する本治療効果についての論文が数多く出るようになり，副作用として脱色素斑の発生，肝斑の再燃，リバウンドとしての色素沈着が生じることが報告されるようになった．初期にまとまった患者数で検討して報告したのが Wattanakrai ら[3]と Chan ら[4]である．Chan らは紫外線療法を繰り返した場合に見られる脱色素斑と形状が似ていることより，光毒性による可能性を指摘している．治療に用いられたフルエンスが高いことによる光毒性に加え，低フルエンスでも繰り返し照射することにより毛包のメラノサイトを枯渇させる可能性に言及している．また，肝斑の病変の色素沈着が均一でないこと，Q スイッチレーザーのエネルギーの出力が均一でなかったために生じたかもしれないとしている．

これらのことより，照射の条件（フルエンス，パス数，スポットサイズ）を十分考慮して治療する必要がある．Jeong ら[2]は，熱効果を下げるために低フルエンス（1.6〜2.5 J/cm^2），高ヘルツ（5〜10Hz）で，比較的高い photomechanical な効果を得るために大きいスポットサイズ（7 mm），高いピークパワーを持ち均一に照射できるトップハット型のビームモード，短いパルス幅（<5〜7 ns），2 パスの照射条件にて，高い治療効果が得られたと報告している．

3．低フルエンス Q スイッチ Nd:YAG レーザーのメラノサイトに対する作用

フルエンスが高くなるとメラノサイトの細胞死に関与するのではないかとの仮説のもと，ゼブラフィッシュにレーザーを照射した検討がなされた[5]．0.4 J/cm^{2}の低フルエンスの照射ではメラノフォア（メラノサイトのこと）のアポトーシスはなく，メラニン顆粒を含む小器官のメラノソームのみが破壊されることが観察され，それより高いフルエンスになるとメラノフォアのアポトーシスが見られ細胞が破壊されることが示された．さらにMun らは肝斑患者に Q スイッチ Nd:YAG レーザーを照射した後皮膚生検を行い，電子顕微鏡にて微細構造を観察した[6]．メラニンを大量に保持しているステージⅣの成熟メラノソームが選択的に破壊され，活性化メラノサイトで見られるデンドライトの伸長が抑制されていることが示された．すなわち，低フルエンス Q スイッチ Nd:YAGレーザー照射は，メラノサイトの破壊を伴わず，メラニンを豊富に持つメラノソームのみを選択的に破壊することが証明されたわけである．肝斑の

治療において脱色素斑の発生を予防するには，色素斑の状態をよく見て Q スイッチ Nd:YAG レーザーの照射条件を慎重に設定する必要のあることが示唆された．

Ⅱ．低フルエンス Q スイッチ Nd:YAG レーザーによる肝斑治療のエビデンス

1．メタ解析などによるエビデンスに基づいた解析

PubMed を用いて，2020 年 2 月までの肝斑のレーザー治療に関した論文について調べたところ，データベースを用いてメタ解析を行った論文が 3 本[7]~[9]．PubMed で抽出した論文を吟味して専門家の意見表明報告書とした論文が 1 本あった[10]．

2．エビデンスに基づいた解析を行った論文①

Halachmi らは 2014 年，2011 年 12 月までに報告された英語論文の中で，10 例以上を解析した前向きのコントロールを伴う研究およびランダム化比較試験を集め，内容を吟味して 7 研究を採用して検討した[7]．

このうちの 1 論文，Zhou らが 2011 年に報告した論文が，低フルエンス Q スイッチ Nd:YAG レーザー照射に関する論文である[11]．50 人の中国人の肝斑患者（3 人は男性）に対し，MedLite C6（Hoya Combo）を用いて 6 mm のスポットサイズで 2.5~3.4 J/cm^{2}のフルエンス，10 Hz で，ハンドピースをゆっくり動かしながら照射し，5 パスもしくは軽い紅斑反応が見られるまでの繰り返し照射を 1 週毎に 9 回行った．治療期間中は SPF 30 のサンスクリーン剤を塗布し，MASI（melasma area and severity index），色彩色差計，共焦点反射顕微鏡を用いて最後の照射後 3 か月まで評価している．色調の薄い症例で効果が見られる傾向にあったが，高率に再燃が見られたことより，美白剤など他の治療法との複合療法を推奨すると結論づけた．

3．エビデンスに基づいた解析を行った論文②

2020 年に Zhang らは，2018 年 7 月までに Co-chrane library や Medline（OVID）などに報告された，"melasma"，"lasers"，"intra-oral device"などのキーワードで論文を検出し，統計学的に治療による差違が明らかで信頼できる論文を抽出した．メタ解析を行った 9 つの論文（これらは合計 346 人の肝斑患者を含む）について概説している[8]．このうち 6 論文が Q スイッチ Nd:YAG レーザー照射に関する論文である[12]~[17]．レーザーおよびレーザーと他の複合療法は肝斑患者の MASI を少し改善させることができる，レーザーと他の複合療法はレーザー単独療法よりも優っていると結論づけている．以下に 6 論文の概略について記述する．

Bansal ら[12]は 2012 年，低フルエンス Q スイッチ Nd:YAG レーザー照射と 20%アゼライン酸クリームの外用との比較，さらにその両者の複合療法との比較を，インドの肝斑患者に対して行った結果について報告した．低フルエンス Q スイッチ Nd:YAG レーザー照射および 20%アゼライン酸クリームの外用にて 6 週後，12 週後ともに有意に肝斑の改善が見られたが，両者の複合療法ではさらに有意に改善が得られたとのことである．

Kar ら[13]は 2012 年，インドの肝斑患者 75 名を 3 群に分け，A：低フルエンス Q スイッチ Nd:YAG レーザー照射（MedLite C6，6~8 mm のスポットサイズ，0.5~1.0 J/cm^{2}のフルエンス，10 Hz，10 パス，週 1 回 12 週照射），B：グリコール酸ピーリング（35~70%グリコール酸ピーリングを 2 週に 1 回），C：高フルエンス Q スイッチ Nd:YAG レーザー照射（MedLite C6，表皮型肝斑に対して 532 nm で 4 mm のスポットサイズ，0.5~1.0 J/cm^{2}のフルエンス，2 Hz，真皮型および複合型肝斑に対して 1064 nm で 6 mm のスポットサイズ，2.0~2.5 J/cm^{2}のフルエンス，2 Hz，2 週に 1 回 12 週照射，軽度の紅斑反応をエンドポイントとする）で MASI スコアを検討した．A 群，B 群，C 群いずれも有意に改善が見られたが，A：低フルエンス Q スイッチ Nd:YAG レーザー照射＞B：グリコール酸ピーリング＞C：高フルエンス Q スイッ

チ Nd:YAG レーザー照射の順で治療効果が有意に高く，A：低フルエンス Q スイッチ Nd:YAG レーザー照射が紅斑反応・灼熱感や炎症後色素沈着などの副作用が最も少なかったと報告している．

Shin ら[14]は，2012 年，韓国の 48 名の肝斑患者を 2 群に分け，低フルエンス Q スイッチ Nd:YAG レーザー照射(7 mm のスポットサイズ，2.0 J/cm^2 のフルエンス)を 4 週に 1 回 8 週(合計 2 回照射)単独と 750 mg/日のトラネキサム酸経口摂取を併用した群と比較したところ，低フルエンス Q スイッチ Nd:YAG レーザー照射単独でも改善効果が見られたが，トラネキサム酸経口摂取を併用した群では有意に修飾 MASI(modified MASI, mMASI)が改善し，併用療法の優位性を述べている．

Lee ら[15]は，2014 年，韓国の 52 名の肝斑患者を 2 群に分け，低フルエンス Q スイッチ Nd:YAG レーザー照射(Cosjet TR, Won Technology, 7 mm スポット，1.0〜1.7 J/cm^2, 10 Hz, 2 パス)レーザー照射直後にプラセボ(生食水)によるピーリングを 2 週毎に 10 回，もう 1 群はレーザー照射直後に Jessner 氏液によるピーリングを施行した．いずれの群も MASI などの有意な改善が見られ，両群の比較においては 20 週後の評価では差がなかったが，8 週後では Jessner 氏液によるピーリングを施行した群で，レーザー単独よりも有意に改善が見られたことより，ピーリングの併用療法は早期に肝斑を改善させると報告した．

2014 年の Cochrane データベース[16]において，IPL(Intense Pulsed Light)単独よりも低フルエンス Q スイッチ Nd:YAG レーザー照射を併用した複合療法の方がより改善が見られたと述べられている．

Alavi ら[17]は，2017 年，低フルエンス Q スイッチ Nd:YAG レーザー照射単独よりもフラクショナル Er:YAG レーザーを併用した複合療法の方が，メラニン量を減らし，皮膚の色調が明るくなったと報告している．

4．エビデンスに基づいた解析を行った論文③
2020 年に McKesey ら[9]は，2018 年 10 月までに PubMed に報告された，"melasma"，"chloasma" の論文を調べ，そのうち"randomized controlled trial"および"controlled clinical trial"となる英語論文を絞り込んで調べた．さらにシステマティクレビューとして Cochrane のデータベースも検討した．113 の研究，合計 6,897 名の肝斑患者が該当し，治療としては外用療法，ケミカルピーリング，レーザーや光治療，内服療法が挙げられた．ハイドロキノン単独療法および triple cream が最も効果的で多くの論文報告があるが，ケミカルピーリングやレーザー/光治療はこれら外用療法と同等もしくは劣り，副作用発現のリスクもより高いと結論づけている．Q スイッチ Nd:YAG レーザー照射療法については 12 論文を取り上げている[3)13)〜15)18)〜25)]．このうち，Kar ら[13]，Shin ら[14]，Lee ら[15]の報告はⅡ-3 で述べた通りである．

Park ら[18]は，2011 年，16 人の肝斑患者に対して，全顔に低フルエンス Q スイッチ Nd:YAG レーザー照射を行い，半顔にグリコール酸によるピーリングを施行したところ，いずれも治療前に比べて色彩色差計の結果および mMASI の改善が見られ，ケミカルピーリングを併用するとより効果が高かったと報告している．

Ustuner ら[19]は，2017 年，16 人の肝斑患者に対して，A：半顔を Q スイッチ Nd:YAG レーザー照射とビタミン C マイクロニードル導入併用，B：反対側の半顔を Q スイッチ Nd:YAG レーザー照射単独で治療し，比較したところ，併用療法では明らかに改善効果が見られたのが 10 人だったのに対し，単独照射側では 3 人にしか見られず，難治性の肝斑にはビタミン C マイクロニードル導入併用療法が良いと結論づけている．

Kaminaka ら[20]は，2017 年，肝斑患者に対し，低フルエンス Q スイッチ Nd:YAG レーザー照射を行ったところ，肝斑の改善が見られ，さらに組織学的に検討を行い，表皮のメラニンと真皮のメラノファージが減少したことを明らかにした．

Jeong ら[21]は，2010 年 13 人の肝斑患者に対し，半顔に triple cream を，他側の半顔に低フルエン

スQスイッチ Nd:YAG レーザー照射を 8 週間行い，triple cream 外用側に次いで低フルエンスQスイッチ Nd:YAG レーザー照射を，低フルエンスQスイッチ Nd:YAG レーザー照射側に triple cream を 8 週間外用したところ，先に triple cream を外用してから低フルエンスQスイッチ Nd:YAG レーザー照射をした方がより改善効果が得られたと報告し，照射前処置が重要なのではないかと述べている．

Wattanakrai ら[3]は，2010 年，タイの 22 人の肝斑患者に対し，半顔に 2％ハイドロキノン外用，他側の半顔に 2％ハイドロキノン外用に加えQスイッチ Nd:YAG レーザー照射をしたところ，レーザー照射をした方では明らかに肝斑が改善したが，全員において再燃が見られ，4 人にリバウンドによる色素沈着が，3 人に脱色素斑が見られたと報告した．なお，照射のフルエンスは 3.0～3.8 J/cm^2 と高めの設定であった．

Kim ら[22]は，2013 年，26 人の肝斑患者に対し，全顔に低フルエンスQスイッチ Nd:YAG レーザーを照射し，半顔にのみ nonablative な 1550 nm のフラクショナルレーザー照射を併用したところ，肝斑の改善が見られたが，フラクショナルレーザーを追加しても有意な改善効果は見られなかったと報告した．

Jalaly ら[23]は，2014 年，40 人の肝斑患者に対し，半顔に低フルエンスQスイッチ Nd:YAG レーザーを，他側の半顔に低パワーのフラクショナル炭酸ガスレーザーを照射したところ，2 か月後の評価にて，両者とも改善が見られたが，フラクショナル炭酸ガスレーザー照射側の方が有意により改善したと報告した．

Vachiramon ら[24]は，2015 年，タイにおいて 20 人の肝斑患者に対し，全顔に低フルエンスQスイッチ Nd:YAG レーザーを 1 週毎に 5 回照射し，次いで半顔に IPL を 2 週毎に 3 回照射した．両者とも改善がみられたが，IPL 照射群ではより早く改善した．なお，IPL を併用しても肝斑の再燃を抑止することはできなかったと報告している．

Vachiramon ら[25]は，2015 年，15 人の男性の肝斑患者に対し，半顔に低フルエンスQスイッチ Nd:YAG レーザーを，他側の半顔に低フルエンスQスイッチ Nd:YAG レーザー照射とグリコール酸によるケミカルピーリングを施行したところ，いずれも改善が見られたが，ケミカルピーリングを併用した方がより高い改善が見られたものの，灼熱感などの副作用の頻度が高くなったと報告している．

5．専門家の意見表明報告書

Passeron ら[10]は，2019 年，ヨーロッパの皮膚レーザー学会に向けて，色素異常症のレーザー治療の専門家で構成されたメンバーによる専門家の意見表明報告書を出した．1983 年から 2018 年 4 月までの論文を集め，有効性，安全性，忍容性，整容面，患者の満足度/好みの観点から意見をまとめた．このうち，肝斑については，光老化であり，遮光が最も重要で，真皮の線維芽細胞や血管内皮細胞が肝斑の病態形成に関与しており，血管を標的とするパルス色素レーザーや IPL が病態の根本的治療に重要なのではないか，としている．3 種混合の Kligman's formula などの美白剤治療がゴールドスタンダードで，次いでケミカルピーリングであるとしている．レーザー治療はこれらの治療でうまくコントロールできない時に考慮すべきで，低フルエンスQスイッチ Nd:YAG レーザー照射は長期フォローにおいて肝斑が再燃し，炎症後色素沈着を伴うことがあり，さらに脱色素斑を生じることがあるので推奨できないとしている．

Ⅲ．本邦における
低フルエンスQスイッチ Nd:YAG レーザーの
肝斑治療の報告

人種の違いにより，皮膚の色調も異なるので，レーザー治療をする場合は，この点を考慮してパラメーターを設定する必要がある．したがって日本人での治療効果についての報告を把握しておくことが重要である．日本人の肝斑に対する低フル

エンス Q スイッチ Nd:YAG レーザー照射が有効
であったとする報告があり[20)26)~28)]，また脱色素斑
が生じたとの報告も見られており[27)29)]，前述した
韓国，タイ，インド等での報告結果と同様の傾向
にあると考えられる．

IV. 低フルエンス Q スイッチ Nd:YAG レーザーの肝斑治療時の注意点

　低フルエンス Q スイッチ Nd:YAG レーザー照
射を行う場合，Wood 灯あるいは画像解析装置で
表皮のメラニンを強調してみることができる紫外
線画像などを用いて，脱色素斑が生じていない
か 注意しながら治療するのが望ましい．また脱
色素斑が生じた場合，肝斑が悪化すると色素沈着
を背景としてより目立つようになるので，遮光対
策を十分に行うなどスキンケアにも留意して肝斑
の悪化を予防すべきである．肝斑は光老化が深く
関与した難治な色素異常症であることを理解し
て，総合的に治療に取り組む必要がある．

　筆者の経験として，老人性色素斑に対する Q ス
イッチルビーレーザー治療後の炎症後色素沈着に
対し，表皮のメラニンおよび真皮浅層のメラノ
ファージを早く除去すべく低フルエンス Q ス
イッチ Nd:YAG レーザー照射を行っても，脱色
素斑は全く見られない．脱色素斑の発症要因とし
ては，肝斑は光老化のために基底膜に損傷を受け
表皮メラノサイトが真皮側に偏在している[30)]ため
に，レーザー治療などで細胞死を起こしやすいた
めかもしれない．

おわりに

　色調が濃い肝斑にはより低いフルエンスで照射
すべきであること，病変部のメラノサイトの活性
化を抑制するために，遮光や美白剤の併用が必要
であるなど，肝斑の病態を十分把握した上で，低
フルエンス Q スイッチ Nd:YAG レーザー照射に
よる治療に臨む必要がある．

参考文献

1) Polnikorn, N.：Treatment of refractory dermal melasma with the MedLite C6 Q-switched Nd:YAG laser：two case reports. J Cosmet Laser Ther. **10**：167-173, 2008.
Summary 英語で最初に報告された低フルエンス Q スイッチ Nd:YAG レーザー照射による肝斑治療をまとめた論文．

2) Jeong, S. Y., et al.：New melasma treatment by collimated low fluence Q-switched Nd:YAG laser. Korean J Dermatol. **46**：1163-1170, 2008.(Korean)
Summary 韓国語だが，低フルエンス Q スイッチ Nd:YAG レーザー照射による肝斑治療について詳しく述べた．

3) Wattanakrai, P., et al.：Low-fluence Q-switched neodymium doped yttrium aluminum garnet(1,061 nm)laser for the treatment of facial melasma in Asians. Dermatol Surg. **36**：76-87, 2010.
Summary 最初に高いフルエンスで照射すると脱色素斑が生じると報告した．

4) Chan, N. P. Y., et al.：A case series of facial depigmentation associated with low fluence Q-switched 1,064 nm Nd:YAG laser for skin rejuvenation and melasma. Lasers Surg Med. **42**：712-719, 2010.
Summary 脱色素斑が生じる原因について考察し，特にフルエンスなどが重要であることを指摘した．

5) Kim, J. H., et al.：Subcellular selective photothermolysis of melanosomes in adult zebrafish skin following 1064-nm Q-switched Nd:YAG laser irradiation. J Invest Dermatol. **130**：2333-2335, 2010.
Summary 魚のモデルで低フルエンスの照射ではメラノフォア（メラノサイトのこと）の細胞死は生じず，メラノソームのみが選択的に破壊されることを証明した．

6) Mun, J. Y., et al.：A low fluence Q-switched Nd:YAG laser modifies the 3D structure of melanocyte and ultrastructure of melanosome by subcellular-selective photothermolysis. J Electron Microsc. **60**：11-18, 2011.
Summary ヒト皮膚に照射した後の生検組織で，低フルエンス Q スイッチ Nd:YAG レーザー照射は成熟メラノソームを選択的に破壊し，メラノサイトは壊死を起こしていない．また活性化メラノサイトの指標でもあるデンドライトの伸長が抑制されることを示した．

7) Halachmi, S., et al.：Melasma and laser treat-
ment：an evidenced-based analysis. Lasers Med
Sci. **29**：589-598, 2014.
Summary　データベースを用いて最初にメタ解
析を行った論文.

8) Zhang, Y., et al.：Laser and laser compound
therapy for melasma：a meta-analysis. J Derma-
tolog Treat. **31**：77-83, 2020.
Summary　データベースを用いてメタ解析を
行った2報目の論文.

9) McKesey, J., et al.：Melasma Treatment：An
Evidence-Based Review. Am J Clin Dermatol.
21：173-225, 2020.
Summary　データベースを用いてメタ解析を
行った3報目の論文.

10) Passeron, T., et al.：Laser treatment of hyperpig-
mented lesions：position statement of the Euro-
pean Society of Laser in Dermatology. J Eur
Acad Dermatol Venereol. **33**：987-1005, 2019.
Summary　ヨーロッパの専門家の意見表明報告
書.

11) Zhou, X., et al.：Efficacy and safety of Q-switc-
hed 1,064-nm Neodymium-doped Yttrium Alu-
minum Garnet laser treatment of melasma. Der-
matol Surg. **39**：962-970, 2011.

12) Bansal, C., et al.：A comparison of low-fluence
1064-nm Q-switched Nd：YAG laser with topi-
cal 20% azelaic acid cream and their combina-
tion in melasma in Indian patients. J Cutan Aes-
thet Surg. **5**：266-272, 2012.

13) Kar, H. K., et al.：A comparative study on effi-
cacy of high and low fluence Q-switched Nd：
YAG laser and glycolic acid peel in melasma.
Indian J Dermatol Venereol Leprol. **78**：165-171,
2012.

14) Shin, J. U., et al.：Oral tranexamic acid enhances
the efficacy of low-fluence 1064-nm quality-
switched Neodymium-doped Yttrium Alminum
Garnet laser treatment for melasma in Kore-
ans：a randomized, prospective trial. Dermatol
Surg. **39**：435-442, 2013.

15) Lee, D. B., et al.：A comparative study of low-
fluence 1064-nm Q-switched Nd：YAG laser
with or without chemical peeling using Jessner's
solution in melasma patients. J Cutan Laser
Ther. **25**：523-528, 2014.

16) The Nordic Cochrane Centre：The Cochrane

collaboration. Review manager(RevMan) ver-
sion 5.3. Copenhagen Denmark：The Nordic
Cochrane Centre, The Cochrane Collaboration；
2014.

17) Alavi, S., et al.：Combination of Q-switched Nd：
YAG and fractional Erbium：YAG lasers in
treatment of melasma：a randomized controlled
clinical trial. J Lasers Med Sci. **8**：1-6, 2017.

18) Park, K. Y., et al.：A randomized, observer-
blinded, comparison of combined 1064-nm Q-
switched neodymium-doped yttrium-alminium-
garnet laser plus 30% glycolic acid peel vs. laser
monotherapy to treat melasma. J Clin Exp Der-
matol Res. **36**：864-870, 2011.

19) Ustuner, P., et al.：A split-face investigator-
blinded comparative study on the efficacy and
safety of Q-switched Nd：YAG laser plus micro-
needling with vitamin C versus Q-switched Nd：
YAG laser for the treatment of recalcitrant
melasma. J Cosmet Laser Ther. **19**：383-390,
2017.

20) Kaminaka, C., et al.：The clinical and histological
effect of low-fluence Q-switched 1,064-nm Neo-
dymium：Yttrium-Aluminum-Garnet laser for
the treatment of melasma and solar lentigenes
in Asians：prospective, randomized, and split-
face comparative study. Dermatol Surg. **43**：
1120-1133, 2017.
Summary　日本人での治療報告.

21) Jeong, S. Y., et al.：Low-fluence Q-switched Neo-
dymium-doped Yttrium Aluminum Garnet laser
for melasma with pre- or post-treatment triple
combination cream. Dermatol Surg. **36**：909-918,
2010.

22) Kim, H. S., et al.：A split-face comparison of low-
fluence Q-switched Nd：YAG laser plus 1550 nm
fractional photothermolysis vs. Q-switched Nd：
YAG monotherapy for facial melasma in Asian
skin. J Cosmet Laser Ther. **15**：143-149, 2013.

23) Jalaly, N. Y., et al.：Low-power fractional CO_2
laser versus low-fluence Q-switched 1,064 nm
Nd：YAG laser for treatment of melasma：a ran-
domized, controlled, split-face study. Am J Clin
Dermatol. **15**：357-363, 2014.

24) Vachiramon, V., et al.：Low-fluence Q-switched
Nd：YAG 1064-nm laser and intense pulsed light
for the treatment of melasma. J Euro Acad Der-

matol Venereol. **29**：1339–1346, 2015.

25）Vachiramon, V., et al.：Treatment of melasma in men with low-fluence Q-switched Neodymium-doped Yttrium-Alminum-Garnet laser versus combined laser and glycolic acid peeling. Dermatol Surg. **41**：457-465, 2015.

26）Omi, T., et al.：Low fluence Q-switched Nd：YAG laser toning and Q-switched ruby laser in the treatment of melasma：a comparative split-face ultrastructural study. Laser Ther. **21**：15-21, 2012.
Summary　日本人での治療報告.

27）Sugawara, J., et al.：Influence of the frequency of laser toning for melasma on occurrence of leukoderma and its early detection by ultraviolet imaging. Lasers Surg Med. **47**：161-167, 2015.
Summary　日本人での治療ならびに脱色素斑の報告.

28）堀内祐紀ほか：肝斑に対するレーザートーニングの有用性の検討. Aesthe Derma. **28**：307-318, 2018.
Summary　日本人での治療報告.

29）葛西健一郎：いわゆる肝斑に対する低フルエンスQ-switched Nd：YAGレーザー治療（レーザートーニング）の危険性. 日レ医誌. **36**：430-435, 2016.
Summary　日本人での脱色素斑報告.

30）Kang, H. Y., et al.：In vivo reflectance confocal microscopy detects pigmentary changes in melasma at a cellular level resolution. Exp Dermatol. **19**：e228-e233, 2010.
Summary　肝斑では基底膜に損傷があり，メラノサイトが真皮に滴落しやすい状態にあることを示した.

大好評書の改訂版！！

イチからはじめる 美容医療機器の理論と実践 改訂第2版

著 宮田成章

みやた形成外科・皮ふクリニック　院長

2021年4月発行　B5版　オールカラー
定価7,150円（本体価格6,500円＋税）

第1版発売から8年。
目まぐるしく変わる美容医療機器の情報を刷新し、新項目として
「ピコ秒レーザー」や「痩身治療」についてを追加しました。
イマイチわからなかったレーザー、高周波、超音波の仕組み・
基礎から臨床の実際までを幅広く、丁寧に扱う本書。
これから美容医療を始める方はもちろん、すでに美容医療を行って
いる方々にも読んでいただきたい教科書です。
第1版で好評だったコラムやページの各所にあるこぼれ話も、
さらに充実！

主な目次

総論
Ⅰ　違いのわかる美容医療機器の基礎理論
Ⅱ　人体におけるレーザー機器の反応を知る
Ⅲ　料理をベースに美容医療を考えてみよう
Ⅳ　肌状態から考える治療方針・適応決定
Ⅴ　各種治療器
　　レーザー・光：波長による分類
　　レーザー・光：パルス幅による分類
　　高周波
　　超音波
　　そのほか

治療
Ⅰ　ほくろに対するレーザー治療の実際
Ⅱ　メラニン性色素疾患に対する治療
Ⅲ　シワやタルミの機器治療
Ⅳ　毛穴・キメや肌質に対する治療
Ⅴ　痤瘡後瘢痕の機器治療
Ⅵ　レーザー脱毛
Ⅶ　痩身治療
Ⅷ　最新の機器に対する取り組み

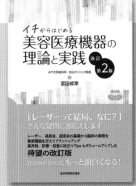

詳しい目次はこちら

全日本病院出版会　〒113-0033　東京都文京区本郷3-16-4　Tel:03-5689-5989
www.zenniti.com　Fax:03-5689-8030

PEPARS No.175：22-28, 2021

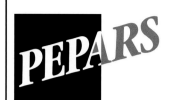

◆特集／今，肝斑について考える

肝斑における
ピコ秒発振レーザー治療のエビデンス

中野　俊二*

Key Words：ピコ秒レーザー（picosecond laser），肝斑（melasma），ピコ秒レーザートーニング（picosecond-laser toning），ピコ秒フラクショナル治療（picosecond fractional therapy），エビデンス（evidence）

Abstract 2012 年に tattoo removal laser と良性色素性疾患治療器として FDA に認可された Pico-Sure™以来，ピコ秒レーザーを用いた良性色素性疾患治療が注目されている．アジア人 200 名に及ぶメタ解析（2020 年，5 月時点）により肝斑を除く老人性色素斑をはじめとする良性色素性疾患治療で施術後 56% に著効の結果が得られた[1]．一方，肝斑に対するピコ秒レーザー治療のエビデンスについても徐々にデータが蓄積してきた．今回は Cochrane library，PubMed，Wiley online library，医学中央雑誌 Web を用い，2012 年から 2021 年 3 月までに渉猟し得た肝斑に対するピコ秒レーザーの有効性を示すエビデンスを英文，和文にて検討した．

はじめに

2008 年頃から本来は禁忌とされていた肝斑に対するレーザー治療についての有効性が相次いで報告された[2][3]．波長 1064 nm，Q スイッチ Nd：YAG（QSNY）レーザーを immediately whitening（IWP）や痂皮形成しない強度で皮膚に照射すると肝斑が治るというレーザートーニングである．表皮細胞内メラノソームの Thermal relaxation time が 50 nsec であるため，波長 1064 nm，パルス幅が 6〜10 nsec でレーザー照射すると，メラノソーム内だけに熱だまりを生じ，周囲組織にダメージを与えることなしにメラノソームを損傷させると考えられる．電子顕微鏡的検討においても表皮内メラノソームの減少が観察され，さらにメラノサイト活性低下も示された[4]．現在では多くの医療者がトラネキサム酸内服や 4% ハイドロキノンと合わせてレーザートーニング治療を行っていると考えられる．しかしながら，10〜20% の患者はこの方法に反応しない[5]．また，打ち抜き状の脱色素斑（mottled hypopigmentation）の出現や色素増強といった反応を示す例も散見される[6]．本邦においてはレーザートーニングを含めたレーザー治療や IPL 治療に対する推奨度は条件により弱く推奨する「推奨度 2」（本章と同じ基準）と評価されている[7]．肝斑患者病変部では真皮の光老化が進んでいることも明らかとなり，現在では真皮の rejuvenation 治療を目的にレーザートーニングに加えて microneedle RF や fractional QSNY レーザーを用いた報告もある[8][9]．本稿ではピコ秒レーザーを用いたトーニング治療やフラクショナル治療による肝斑治療報告をまとめ，そのエビデンスレベルを検討した．

* Shunji NAKANO，〒880-0805　宮崎市橘通東
4-6-18　医療法人中野会 中野医院，院長

エビデンスの収集方法

肝斑に対するピコ秒レーザーに関して記載のあった 2012 年から 2021 年 3 月までの英語，日本語の文献をデータベース：Cochrane library，PubMed，Wiley online library，医学中央雑誌 Web を用い検索した．検索用語は「肝斑，レーザー，melasma，laser，picosecond」とし，検索可能であった文献を対象とした．英語論文 13 件：review 1 件，ランダム化比較試験(randomized control trial；RCT)1 件，前向き左右差比較試験(prospective right-left comparison trial；PRLC) 6 件，非ランダム化比較試験(open label trial；OLT)3 件，症例報告ないし症例集積研究(case series)2 件であり，合計 247 例が抽出された．日本語論文 3 件：症例報告(1064 nm, Nd:YAG レーザー)2 件，症例集積研究(case series, 755 nm, alexandrite レーザー)1 件で抽出症例は計 68 例であった．使用された波長は 755 nm, alexandrite ピコ秒レーザーが 7 件，1064 nm, Nd:YAG ピコ秒レーザーを使用した論文は 9 件であった．基礎的実験の文献は除外した．エビデンスの採択基準と推奨度は美容医療診療指針ガイドラインに準じた[7]．

エビデンスレベルの分類

A：臨床的エンドポイントおよび/または妥当性確認済みの検査評価項目を設定した研究

① 1 つ以上のランダム化比較試験(RCT)：データの偏りを軽減するため，被験者を無作為に処置群と比較対照群に割り付けて行う臨床試験．無作為割付比較試験，無作為化比較試験と同義

② 前向き左右差比較試験(PRLC)

B：臨床的エンドポイントを設定した，適正にデザインされた非無作為化臨床試験または観察コホート研究

① 非ランダム化比較試験：統計処理のある前後比較試験を含む(OLT)

② コホート研究：ある要因を持つ人々と持たない人々の情報を収集し，その後の病気の発生などを追跡，比較検討する研究方法

③ 症例対照研究：ケースコントロール研究とも呼ぶ．特定の疾患を持つ人と疾患を持たない人の過去の曝露要因を比較して，病気の原因について調べる研究方法．

C：専門家の意見・症例報告・症例集積研究(case series)

推奨度の分類

利益のアウトカムと不利益のアウトカムのバランスを考えて決定した．

1：(治療を希望する患者には・条件によって)行うことを強く推奨する．または，行わないことを強く推奨する．

推奨した治療によって得られる利益が，治療によって生じ得る害や負担を明らかに上回る(あるいは下回る)と考えられる．

2：(治療を希望する患者には・条件によって)行うことを弱く推奨する．または，行わないことを弱く推奨する．

推奨した治療によって得られる利益の大きさは不確実である．または治療によって生じ得る害や負担と拮抗していると考えられる．

0：決められない．

現時点では，有効性と安全性に関する根拠が不十分であり，治療によって得られる利益が生じ得る害や負担を上回るかどうか決められない．

CQ　肝斑にピコ秒レーザー治療は有効か？

推奨度：

2(治療を希望する患者には行うことを弱く推奨する)

推奨文：

ピコ秒レーザーは遮光，ハイドロキノン外用やトラネキサム酸内服などの保存的方法を行っても十分な効果が得られない場合に併用療法として行ってもよい．

表 1.

著者・年	機器・フラクショナル	人数/研究タイプ・エビデンスレベル	治療間隔	設定（J/cm²）	判定	評価・再発	対象	肌色	合併症
Lee et al. 2017[10]	Picosure, 755 nm, 550 psec Non-fractional	2/case series C	2週 6回と14回	6mm spot 0.57J DLAなし	治療後8週 Fair～good	役立つかもしれない	non	IV	non
Lee et al. 2018[11]	Picosure, 755 nm, 650 psec Non-fractional	12/PRLC A	4週 4回	4.4～5.1mm spot 0.88～1.18J DLAなし	治療後4週 QSNYより早く著明改善. MASI 著明改善 施術後3か月まで評価	good 評価	QSNY 左右差	III～IV	non
Wang et al. 2019[12]	Picosure 755 nm 750 psec, Fractional	29/RCT A	4週 3～5回	8mm spot 0.4J DLAあり	治療開始20週目 MASI 3回 53%減 5回 38%減	TCCと同等	TCC クリーム 4%HQ, 0.05%トレチノイン, 0.01%ステロイド MASI 50%減		一過性 PIH 18.2～33.3%
Chen et al. 2019[13]	Picosure 755 nm Fractional	20/OLT B	4～6週 3回	8mm spot, 0.4J DLAあり	治療後4週. MASI, VISIA 著明改善	効果的		IV	5% PIH 20～25%紅斑, 落屑
Polnikorn et al. 2020[14]	Picosure 755 nm Fractional（+/-）	60/PRLC A	2週 6回	DLAあり 41例 DLAなし 19例	治療後6か月, MASI DLAあり: 75.7%減 DLAなし: 57.2%減	どちらも治療可能 DLAあり: 5%再発 DLAなし: 16%再発	左右差		DLAなしで21%に 一過性 PIH
Manuskiatti et al. 2021[15]	Picosure, 755 nm Fractional（+/-）	18/PRLC A	4週 5回	半顔ずつ DLAあり DLAなし	治療後1～6か月判定で有意差なしで著明改善	どちらも安全, 有効 DLAの利点なし	左右差	IV～V	DLAなしで若干PIH
Choi et al. 2017[16]	Pico+4 lutronic 1064, 595 nm, 750 psec Non-fractional	39/PRLC A	1週 5回	7～10mm spot 0.2～1.5J	開始7週後 30/39人: 相対的明調度51%改善 MASI 改善	安全, 効果的	全顔 2% HQ	III～V	5% 皮膚炎
Chalermchai et al. 2018[17]	Picoway 1064 nm, 450 psec Fractional	30/PRLC A	1回治療	6mm spot 1.3～1.5mJ/beam	12週以上観察, MASI 著明改善 MASI: 3.52	4%HQにfractional 合わせると良い	全顔 4% HQ MASI: 4.18	III～IV	6.7%に軽度紅斑と落屑
Lyons et al. 2018[18]	PIQo4 luminus 1064 nm, 800 psec Non-fractional	10/PRLC A	1週 9回	8 nsec, 1J後に800 psec, 1J	治療後1週 改善 医師判断にてレーザー側改善度80%	効果的	左右差 全顔に6% HQ, 0.05%トレチノイン, 3%コージ酸. 改善度20%減	II～IV	軽度紅斑, 出血 PIHなし
Kung et al. 2019[19]	Picoway 1064 nm 450 psec Non-fractional	4/OLT B	2～4週	6mm spot 0.54～1.22J	8回終了後, 全員が3か月まで50%以上の改善 50%減までに4.5回	安全, 効果的		III～IV	
Wong et al. 2019[20]	1064 nm, 750 psec Non-fractional	1/Review C	3～4週 6回	0.6～1.2J		他の治療と組み合わせる		VI	
Lee et al. 2020[21]	Picoway 1064 nm, 450 psec Non-fractional	2/case series C	1回治療	730 nm, 240 psec 1.7J, 3mm spot後に6mm spot, 0.6J	6週後の評価で若干減			III	
Wong et al. 2021[22]	Picoway 1064 nm, 450 psec Fractional	20/OLT B	4～6週 9回	6mm spot 1.3～1.9mJ/beam	MASI 10.8 か月6週後: 2.7, 12週後: 3.6	安全, 効果的		III～IV	なし

表 2. 代表メーカーのレーザー特性

	enlighten SR		enlighten III			PicoWay（シネロンキャンデラ社）			PicoSure（サイノシュアー社）		
	（キュテラ社）										
FDA Clearance	Tattoo removal / Benign pigmented lesion / Acne scars					Tattoo removal / Benign pigmented lesion / Acne scars / Wrinkles			Tattoo removal / Benign pigmented lesion / Acne scars / Wrinkles		
Wavelengths	1064 nm	532 nm	1064 nm	532 nm	670 nm	1064 nm	532 nm	785 nm	755 nm	1064 nm	532 nm
Pulse Duration	750 ps		750 ps & 2 ns		660 ps	450 ps	375 ps	300 ps	550~750 ps	450 ps	
Peak Power	500 mJ	300 mJ	800 mJ	400 mJ	125 mJ	400 mJ	200 mJ	85 mJ	165~200 mJ	N/A	
	~0.68 GW	~0.4 GW	~1.08 GW	~0.54 GW	~0.19 GW	~0.90 GW	~0.53 GW	~0.28 GW	~0.36 GW	N/A	
Max Rep Rate	10 Hz		10 Hz			10 Hz			10 Hz		
Spot Sizes	2~8 mm		2~10 mm			2~10 mm			2~6 mm : Zoom / 6, 8, 10 mm : Fixed		

有効性：

あり

安全性：

非フラクショナル治療（レーザートーニング治療），フラクショナル治療ともに比較的安全

承認状況：国内承認機あり

エビデンスレベル：

A＝7（英文7）

B＝3（英文3）

C＝6（英文3，本邦3）（表1）

＜解 説＞

ピコ秒レーザーを用いた肝斑治療に用いられた機器は，550 psec，650 psec ないしは 750 psec の alexandrite レーザー（波長 755 nm）[10)~15)] と，450 psec または 750 psec や 800 psec の Nd:YAG レーザー（波長 1064 nm）[16)~22)] である（表2）．また，diffractive lens array（DLA）や holographic lens（HOE），microlens array（MLA）といった fractional lens をつけることで，より大きな衝撃波による photoacoustic 効果を得ることができることから，フラクショナルレンズの装着の有無による研究も単独（OLT）ないし左右差比較（PRLC）により検討されていた[12)~15)17)22)]．判定治療間隔は1週から6週毎に行い，評価は最終処置から4週から6か月で行われている（表1）[10)~22)]．

英文では，エビデンスレベルAの1つのランダム化比較試験（RCT）[12)] と6篇の前向き左右差比較試験（PRLC1）[11)14)~18)]，レベルBの3つの前後比較試験（OLT）[13)19)22)]，レベルCの2つのケースシリーズ研究[10)21)] と1つの症例報告[20)] がある．本邦ではレベルCの1つの症例集積研究[23)] と2つの症例報告[24)25)] がある．

755 nm を用いた研究をまとめると，低フルエンス QSNY レーザーとの左右差研究で非フラクショナルピコ秒レーザーの方が早期に MASI（melasma area severity index）が改善し（non-fractional，755 nm，650 psec による PRLC 研究）[11)]，Wang らの RCT 研究では，フラクショナル治療と TCC（4%ハイドロキノン（HQ），0.05%トレチノイン，0.01%フルシノロンアセトニド）外用と同等の効果を得ている[12)]．さらに半顔ずつフラクショナルと非フラクショナル治療を行った PRLC 研究では，施術後6か月の判定にて MASI はどちらも有効であり有意差がなかったが[14)15)]，再発率を5~16%に認めたと報告している[14)]．755 nm の有効例比較では non-fractional≒fractional≧TCC 外用剤＞低フルエンス QSNY レーザー（レーザートーニング）の順に有効と評価できる．

1064 nm を用いた研究においてはフラクショナル治療と非フラクショナル治療とを半顔ずつ左右差で比較した PRLC 研究はなかった．全顔に2%HQ 外用し，片顔に非フラクショナル治療した PRLC 研究では 30/39 人においてレーザー治療側が51%以上改善したと報告している[16)]．同様に全顔に6%HQ，0.05%トレチノイン，3%コージ酸の合剤となる lightening cream を外用し非フラク

ショナルレーザー側と比較した PRLC では毎週 1 回での治療 9 回終了 1 週後の医師判断での改善度は照射側で 80％減，クリーム単独では 20％減と報告している[18]．また，Kung らも非フラクショナル治療をしたところ MASI を 50％減にするのに 2〜6 週毎に加療し，平均 4.5 回を要した[19]．一方，1064 nm でフラクショナル治療を行った PRLC 研究では，全顔に 4％HQ 外用し，片顔にレーザー治療を追加，治療終了 4 週後の MASI は HQ とフラクショナルピコ秒レーザー治療側で 3.52，HQ のみだと 4.18 であり，4％HQ にフラクショナル治療を加えるとよいと結論づけている[17]．しかしながら，有効性に大きな開きはなかった．1064 nm における有効例の比較では，non-fractional＞ lightening cream 外用療法であり，fractional≧4％ HQ であった．

　本邦においては，肝斑に対する 755 nm，非フラクショナル治療による症例集積研究において 65 例中，改善 7/65，不変 30/65，さらに，悪化した症例があるとの報告がある[23]．効果があったとする報告では 5％HQ 外用，トラネキサム酸 750 mg/日と併用した 1064 nm 非フラクショナル治療 2 ないし 5 回で改善した症例報告[24]とトラネキサム酸 750 mg 内服下で，同様に，1064 nm 非フラクショナル治療単回で改善した 1 例報告がある[25]．

　合併症に関しては，一過性色素沈着[12]〜[15]，施術後の肝斑再発（5〜16％）など[14]，やや alexandrite レーザーに報告が多い傾向にあり，1064 nm の Nd:YAG レーザーでは紅斑の報告が多い[16]〜[18]．今回検証したピコ秒レーザー治療研究では認められなかったが，低フルエンス QSNY レーザーによる頻繁なレーザートーニング治療が打ち抜き状の脱色素斑（mottled hypopigmentation）を生じる可能性について数多くの報告がある[26][27]．原因としていくつかの仮説がある．肝斑は光老化により基底膜が損傷され，表皮メラノサイトが真皮側へ脱落傾向があるため，QSNY レーザー治療でメラノサイトが apoptosis に陥り易いとするものや[28]，共焦点反射顕微鏡解析より，毛包周囲に蓄積する熱

損傷が白斑の誘因となり得る可能性[29]などである．ピコ秒レーザー治療においても注意深い観察が必要と思われる．

　近年，真皮内で老化した線維芽細胞が放出する種々のサイトカインにより paracrine に表皮内のメラノサイトの活動が亢進し，メラノソームが増加する（melanogenesis）ことが明らかとなり[30]，逆に，老化した真皮を remodeling（再構築）すると美白効果が得られる[30]など，真皮の若返りが表皮内メラノサイトの活動をコントロールすることがわかってきた．肝斑病巣部の表皮ではメラニンの増加や基底膜の障害，真皮においては，真皮毛細血管の増加や細胞外マトリックスの減少など光老化に伴う組織変化が認められ，肥満細胞の増加も観察される[31]．また，真皮の SGF，NGF，IL-6 等のサイトカイン増加や表皮細胞では SGF のレセプターである c-kit が増加するなどメラノサイトは常に活性化している[32]．Nakano はピコ秒レーザー（1064 nm）によるトーニング治療とフラクショナル治療のどちらも老化真皮を remodeling させ得ることを組織学的に確認しており，fractional 治療では老化した基底膜が再生されることを示した[33]．肝斑病巣部真皮の rejuvenation や損傷を受けた表皮基底膜の健常化が症状の減弱や寛解，あるいは，再燃までの期間を延長させることにつながると期待される．

　総括すると，755 nm，1064 nm，そして，フラクショナル治療も非フラクショナル治療もすべてに観察期間が短いながら，一定程度の有効性と安全性は確認された．HQ 外用に加えピコ秒レーザー治療（1064 nm）を併用すると有効率が高くなる可能性も示された[16]〜[18]．Wu らはピコ秒レーザー治療の review で，肝斑に対するエビデンスレベルは 2a（中等度に一貫性ある研究）として中等度推奨としているが，結語には，「種々の既存の治療に組み合わせると有効とも考えられるが，フラクショナル治療と非フラクショナル治療に関すること，治療のエンドポイント，肝斑の再燃，治療の期間や設定条件など不明なことが多く，注意

を要する」と結んでいる[34]. 依然として低フルエンス QSNY レーザー（レーザートーニング）治療と同様に肝斑の first line としての治療方法ではないと思われ，MASI スコアや患者満足度を改善するためにはピコ秒レーザー治療単独ではなく，HQ 外用やトラネキサム酸内服などを組み合わせる必要がある.

参考文献

1) Dong, W., et al.：Treatment of pigmentary disorders using picosecond laser in Asians patients：a meta-analysis and systematic review. Dermatol Ther. **34**(1)：e14709, 2021.

2) Polnikorn, N.：Treatment of refractory dermal melasma with the MedLite C6 Q-switched Nd：YAG laser：two case reports. J Cosmet Laser Ther. **10**：167-173, 2008.

3) 山下理絵：肝斑の治療方法：わたしはこうしている. Aesthet Dermatol. **20**：357-367, 2010.

4) Kim, J. E., et al.：Histopathological study of the treatment of melasma lesions using a low-fluence Q-switched 1064-nm neodymium：yttrium-aluminium-garnet laser. Clin Exp Dermatol. **38**：167-171, 2013.

5) Park, Y. W., et al.：Current and new strategies for managing non-responders to laser toning in the treatment of melasma. Med Laser. **5**：7-16, 2016.

6) 葛西健一郎：【肝斑に対する治療戦略】肝斑に対する低出力 Q スイッチ ND：YAG レーザー治療（レーザートーニング）の危険性. 形成外科. **57**：1117-1124, 2014.

7) シミ（肝斑）にレーザーや光治療（IPL）は有効か？美容医療診療指針，令和元年度厚生労働科学特別研究事業. 日美外報. **42**：16-19, 2020.

8) Jung, J. W., et al.：A face-split study to evaluate the effects of microneedle radiofrequency with Q-switched Nd：YAG laser for the treatment of melasma. Ann Dermatol. **31**：133-138, 2019.

9) Yue, B., et al.：Efficacy and safety of fractional Q-switched 1064-nm neodymium-doped yttrium aluminum garnet laser in the treatment of melasma in Chinese patients. Lasers Med Sci. **31**：1657-1663, 2016.

10) Lee, Y. J., et al.：Treatment of melasma and post-inflammatory hyperpigmentation by a picosecond 755-nm alexandrite laser in Asian patients. Ann Dermatol. **29**：779-781, 2017.

11) Lee, M. C., et al.：A split-face study：comparison of picosecond alexandrite laser and Q-switched Nd：YAG laser in the treatment of melasma in Asians. Laser Med Sci. **33**：1733-1738, 2018.

12) Wang, Y. J., et al.：Prospective randomized controlled trial comparing treatment efficacy and tolerance of picosecond alexandrite laser with a diffractive lens array and triple combination cream in female Asian patients with melasma. J Eur Acad Dermatol Venereol. **34**：624-634, 2020.

13) Chen, Y. T., et al.：Efficacy and safety evaluation of picosecond alexandrite laser with a diffractive lens array for treatment of melasma in Asian patients by VISIA imaging system. Photobiomodul Photomed Laser Surg. **37**：559-566, 2019.

14) Polnikorn, N., et al.：Treatment of refractory melasma in Asians with picosecond alexandrite laser. Dermatol Surg. **46**：1651-1656, 2020.

15) Manuskiatti, W., et al.：A prospective, split-face, randomized study comparing a 755-nm picosecond laser with and without diffractive lens array in the treatment of melasma in Asians. Lasers Surg Med. **53**：95-103, 2021.

16) Choi, Y. J., et al.：Efficacy and safety of a novel picosecond laser using combination of 1064 and 595 nm on patients with melasma：a prospective, randomized, multicenter, split-face, 2% hydroquinone cream-controlled clinical trial. Lasers Surg Med. **49**：899-907, 2017.

17) Chalermchai, T., et al.：Effects of a fractional picosecond 1,064 nm laser for the treatment of dermal and mixed type melasma. J Cosmet Laser Ther. **20**：134-139, 2018.

18) Lyons, A. B., et al.：A randomized controlled, split-face study of the efficacy of a picosecond laser in the treatment of melasma. J Drugs Dermatol. **18**：1104-1107, 2019.

19) Kung, K. Y., et al.：Evaluation of the safety and efficacy of the dual wavelength picosecond laser for the treatment of benign pigmented lesions in Asians. Lasers Surg Med. **51**：14-22, 2019.

20) Wong, T. H. S.：Picosecond laser treatment for Asian skin pigments：a review. J Cosmet Med.

3：55-63, 2019.

21）Lee, S. J., et al.：Successful treatment of pigmentary disorders in Asians with a novel 730-nm picosecond laser. Lasers Surg Med. **52**：923-927, 2020.

22）Wong, C. S. M., et al.：Fractional 1064 nm picosecond laser in treatment of melasma and skin rejuvenation in Asians, a prospective study. Lasers Surg Med. 2021. Feb. 5. doi：10.1002/lsm.23382.

23）葛西健一郎：低フルエンスピコ秒アレキサンドライトレーザー治療の効果と問題点．日レ医誌. **39**：131-136，2018.

24）宮田成章：肝斑に対するトーニング治療：1,064 nm（532 nm, 785 nm）ピコ秒レーザー．日レ医誌. **39**：137-140，2018.

25）中野俊二：【シミ・肝斑治療マニュアル】肝斑治療・レーザートーニングはなぜ効くか，私はこう考える（1）．PEPARS. **110**：53-58，2016.

26）葛西健一郎：【肝斑に対する治療戦略】肝斑に対する低出力Qスイッチ Nd:YAG レーザー治療（レーザートーニング）の危険性．形成外科. **57**：1117-1124，2014.

27）Berlin, A. L., et al.：Evaluation of clinical, microscopic, and ultrastructural changes after treatment with a novel Q-switched Nld:YAG laser. J

Cosmet Laser Ther. **10**：76-79, 2008.

28）Kang, H. Y., et al.：In vivo reflectance confocal microscopy detects pigmentary changes in melasma at cellular level resolution. Exp Dermatol. **19**：e228-e233, 2010.

29）Jo, D. J., et al.：Using reflectance confocal microscopy to observe in vivio melanolysis after treatment with the picosecond alexandrite laser and Q-switched Nd:YAG laser in melisma. Lasers Surg Med. **51**：423-429, 2019.

30）Yoon, J. E., et al.：Senescent fibroblasts drive ageing pigmentation：a potential therapeutic target for senile lentigo. Theranostics. **8**：4620-4632, 2018.

31）Kwon, S. H., et al.：Heterogeneous pathology of melasma and its clinical implications. Int J Mol Sci. **17**：824-833, 2016.

32）Kang, H. Y., et al.：The dermal stem cell factor and c-kit are overexpressed in melasma. Br J Dermatol. **154**：1094-1099, 2006.

33）Nakano, S.：Histological investigation of picosecond laser-toning and fractional laser therapy. Laser Ther. **29**：53-60, 2020.

34）Wu, D. C., et al.：A systematic review of picosecond laser in dermatology：evidence and recommendations. Lasers Surg Med. **53**：9-49, 2021.

実践アトラス

美容外科 注入治療 改訂第2版

手技が見える！ Web動画付

征矢野進一（神田美容外科形成外科医院 院長） 著

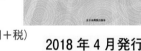

実践アトラス

美容外科 注入治療 改訂第2版

征矢野進一 著

手技が見える！ Web動画付

動画付きで手技がさらにわかりやすくなった改訂第2版！

　コラーゲン、ヒアルロン酸等の各種製剤を用いた美容注入治療の施術方法について、実際の症例を詳述しているのはもちろん、日々の診療で使用する備品や薬剤についても解説！

　さらに実際の手技動画でより理解を深めることができます。皮膚科、美容外科、形成外科をはじめ、これから美容注入治療を始めたい医師の方々にぜひ手に取っていただきたい一書です。

Ａ４変形判　オールカラー　182頁　定価9,900円（本体9,000円＋税）　**2018年4月発行**

目　次

◀更に詳しい内容は弊社HPをcheck!

全日本病院出版会　〒113-0033 東京都文京区本郷3-16-4　Tel:03-5689-5989
www.zenniti.com　Fax:03-5689-8030

PEPARS No.175：30-37，2021

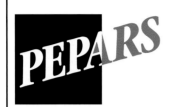

◆特集／今，肝斑について考える

肝斑に対する（ナノ秒発振）Q スイッチアレキサンドライトレーザー治療の臨床

中田　元子*

Key Words：肝斑(melasma)，Q スイッチアレキサンドライトレーザー(Q-switched alexandrite laser)，755 nm，低フルエンス照射(low fluence)，レーザートーニング(laser toning)

Abstract 　筆者が行っている Q スイッチアレキサンドライトレーザーの低フルエンス照射は，ハンドピースから皮膚までの距離を延長することで低フルエンスとし，かつ接触照射により一定フルエンスを確実に保っており，フルエンスを厳密にコントロールできる照射方法である．4 週間毎に 5 回程度と，治療頻度や回数も 1064 nm の Nd:YAG レーザーの"レーザートーニング"と比較し少ない．肝斑に対して概ね良好な治療結果を得ており，色素脱失や瘢痕形成などの合併症も認めていない．755 nm という波長の特性を考慮した，過度な熱影響を与えない十分慎重な設定であれば，効果的で安全な肝斑の治療法の 1 選択肢となり得ると考えている．しかしながら，他の治療法と同様，肝斑を完治せしめるものではなく，治療の目的を明確にして漫然と治療を継続しないこと，および，重篤な合併症を回避するため，治療中の些細な変化を見逃さず適切に対応することが求められる．

はじめに

　肝斑は，保存的加療のみでは，軽快はするものの満足のいく結果が得られないことも多い．また，改善までの期間が長期に亘る．そこで，種々のレーザーや光治療が試みられてきた[1]．その中で，2008 年に Polnikorn が報告[2]した波長 1064 nm の Q スイッチ Nd:YAG レーザーを低フルエンスで中空照射する手法"レーザートーニング"は，本邦を含め主にアジアで広く普及した．一方，数は少ないが，Q スイッチアレキサンドライトレーザー[3]~[5]やピコ秒レーザー[6][7]による低フルエンス照射の有効性も報告されている．筆者は，Q スイッチアレキサンドライトレーザーの低フルエンス照射を，主に skin rejuvenation 治療として行っ

ているが，肝斑の症例でも概ね良好な結果を得ている．本稿では筆者が行っている本法の臨床経験について報告する．

肝斑の治療法

　肝斑には，多方面からのアプローチの複合治療が必要である（図 1）．まず悪化因子を排除すべく摩擦と紫外線曝露を避け，保湿によるスキンケアを指導し，トラネキサム酸内服(750 mg~1,500 mg/日内服)および美白剤(5% ハイドロキノンもしくは 2% フィチン酸と 8% アスコルビン酸の混合製剤)外用を開始して，メラニン生成抑制に働きかける．同時に，2% フィチン酸と 8% アスコルビン酸の混合製剤によるケミカルピーリングとトラネキサム酸のイオン導入を 2~4 週間隔で行う．これは，スキンケアを見直し炎症を抑えて肌状態を整える期間として 1~3 か月程度としている．その後，メラニン排出を目的とした Q スイッチアレキサンドライトレーザーの低フルエンス照射を開

* Motoko NAKATA，〒261-0021　千葉市美浜区ひび野 1-6-2　公園通りビル 2F　M スキンクリニック，院長

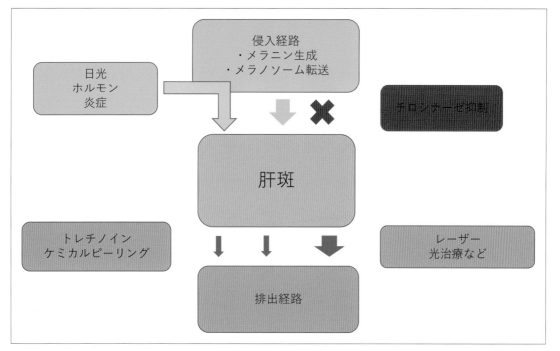

図 1. 肝斑への多角的アプローチ

（文献 1 より一部改変引用）

始するが，多くの症例は当然光老化を伴ってお
り，老人性色素斑はもちろん，ADM（Acquired
Dermal Melanocytosis）など混在病変も含めた治
療計画を立てる．治療間隔は 4 週間以上とし，5
回程度を目安として治療を終了もしくは治療間隔
を延長して継続する．

レーザー治療

1．照射設定

レーザー治療機器は，発振波長 755 nm，パルス
幅 50 nsec の Q スイッチアレキサンドライトレー
ザー（ALEXLAZR™，SYNERON CANDELA 社
製，米国）を用いている．スポットサイズ 4 mm，
繰り返し照射スピード 5 Hz で，フルエンスは 3.0
J/cm² から，肝斑以外の部位は 4.5 J/cm² から開始
し，初回治療後の反応を確認して，2 回目以降は，肝
斑は 4.0 J/cm²，肝斑以外は 5.5 J/cm² を上限としス
キンタイプや色素斑の濃さにより調整している．
通常は 3 cm のディスタンスゲージを用いるが，
特注の 10 cm のディスタンスゲージ（図 2）を装着
して，中空照射ではなく，先端を皮膚に軽く接触

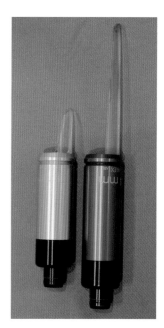

図 2.
左：従来の 3 cm のディスタ
　　ンスゲージ
右：特注の 10 cm のディスタ
　　ンスゲージ

させて滑らせるように照射する．ALEXLAZR™
は，皮膚からの距離が延長すればフルエンスは低
下するため，確実に一定距離を離すことで，常に
一定のフルエンスを保ち，かつ過剰なフルエンス
とならないようコントロールしている．

この設定では，実際はどの程度のフルエンスが

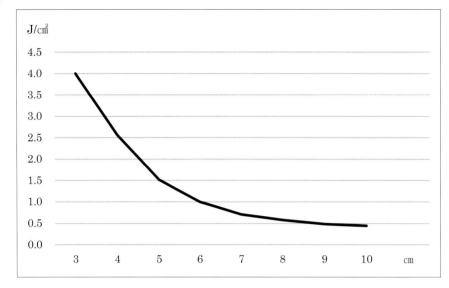

図 3.
ハンドピース先端からの距離と
フルエンス値

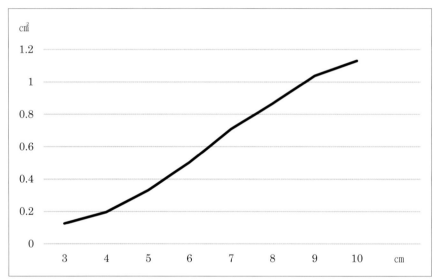

図 4.
ハンドピース先端からの距離と
照射面積

皮膚に照射されているかを推測するため，バーンペーパーに 4 mm スポットサイズのハンドピースでレーザーを照射し，変化した領域のビーム径からフルエンスと照射面積を算出した．4.0 J/cm^{2}で照射した場合のハンドピース先端から皮膚(照射面)までの距離とフルエンスの関係を示す(図3)．機器に表示される数値は，3 cm のディスタンスゲージを使用した際のフルエンスであり，表示が 4.0 J/cm^{2}の場合，10 cm のディスタンスゲージでは 0.4 J/cm^2，約 1/10 となる．ハンドピース先端からの距離と照射面積の関係をみると，3 cm では 0.1 cm^{2}であり，10 cm では 1.1 cm^{2}と 11 倍ま

で拡がる(図4)．

　顔全体に 1,000〜2,000 ショット程度 1〜2 パス照射するが，スタッキング(同一部位の重複照射)は老人性色素斑のみとし，肝斑には行わない．痛みと炎症の緩和目的に照射前から冷却を行い，照射後も 3〜5 分程度継続し熱感を抑える．経験的に，軽度腫脹と紅斑を生じる上記設定が安全であると考えている．

　2．効果と合併症

　2014 年 11 月〜2021 年 2 月までに，前述した条件で 3 回以上治療を継続し，最終治療 1 か月後の写真をもとに色調と面積の改善度を評価し得た症

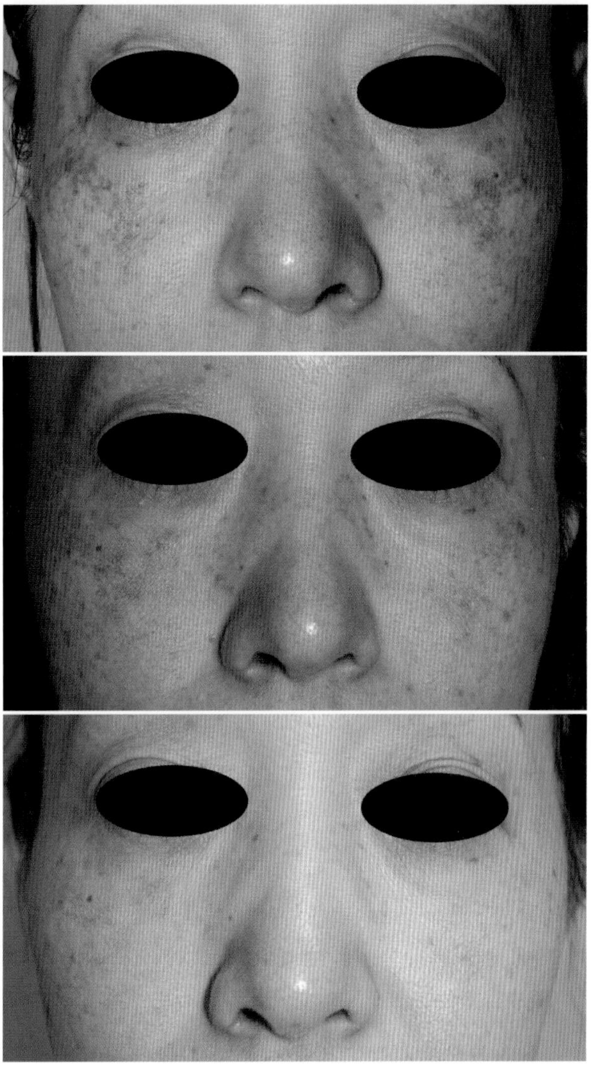

図 5.
症例 1：47 歳, 女性

例69例について述べる. 全例女性, 年齢30〜66歳(中央値48歳), 治療回数は3〜13回(中央値5回), その内訳は著効7例(10.1%), 有効34例(49.2%), やや有効25例(36.2%), 無効3例(4.3%)であった. 色素脱失や瘢痕形成などの重篤な合併症は認めなかった. 初期に, 効果を追求して5.5 J/cm²で照射した際, 炎症後色素沈着および肝斑の悪化を認めた症例を2例経験したが, 保存的加療でいずれも3か月以内に改善した. フルエンスが過剰であったと考え, 現在は4.0 J/cm²を上限としており, 同様の合併症は認めていない. また, レーザー治療終了後の再発も問題点の1つであるが,

肝斑の病態を考慮すると, 長期経過でのレーザー治療と再発の評価は難しいと考え, 特に評価は行っていない.

3. 症 例

代表症例を示す.

症例1(図5)：47歳, 女性. 初期の症例

治療前を図5-aに示す. 保存的治療(トラネキサム酸1,500 mg/日内服, フィチン酸外用, ケミカルピーリングおよびイオン導入)を6か月継続したが, 効果が横ばいとなった(図5-b). 内服および外用は継続し, 3.0〜4.0 J/cm²で4週毎に5回行ったところ改善を認めた(図5-c). (著効例)

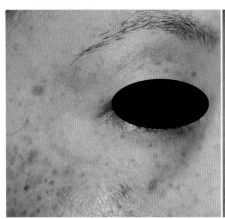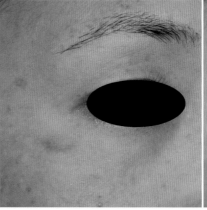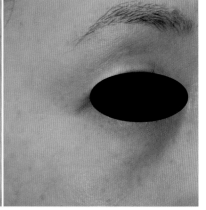

図 6. 症例 2：43 歳，女性
　　　　　　　　　　　　　　　　　　　　　　a｜b｜c

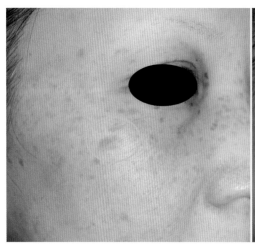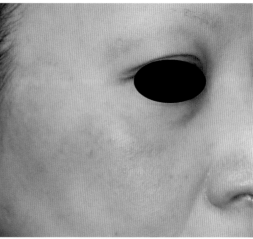

図 7. 症例 3：51 歳，女性
　　　　　　　　　　　　　　　　　　　　　　a｜b

　症例 2（図 6）：43 歳，女性．初期に比較的高い
フルエンスで照射し炎症後色素沈着を生じた症例
　治療前を図 6-a に示す．トラネキサム酸 750
mg/日内服，5%ハイドロキノンを外用し，4.5 J/
cm^{2}から開始して肝斑含め全体を 5.5 J/cm^2（推測
値 0.6 J/cm^2）で 10 回照射した．色調の改善が認
められない部位に 7 cm の距離で 5.5 J/cm^2（推測
値 0.9 J/cm^2）で 1 回照射したところ，照射直後に
白色変化が見られ，1 か月後に炎症後色素沈着を
きたした（図 6-b）．保存的治療により色素沈着は
2 か月後に消失した．その後 3 回照射を行い，最
終的に肝斑を含めた色素病変は良好に改善してい
る（図 6-c）．

　症例 3（図 7）：51 歳，女性．肝斑に雀卵斑と
ADM が混在
　初診時（図 7-a）の主訴は，他院での光治療によ
り頬の色素斑は改善したが，眼瞼の色素斑が残存
していることであった．ADM（線内）は 3 cm の
ディスタンスゲージで 5.5 J/cm^{2}で 2 回照射した．
胃腸症状のためトラネキサム酸内服が困難だった
こともあり，肝斑の改善は得られなかったが，眼
瞼を含めた雀卵斑と ADM の改善を認め（図 7-b），
患者満足度は良好である．（無効例）

考　察

　色素性疾患の治療に汎用されている Q スイッ
チレーザーを用いて従来のフルエンスで照射した
場合には，肝斑の悪化を招き，肝斑にレーザー治

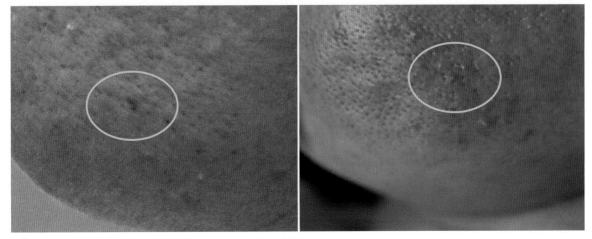

a | b

図 8.
a：照射前
b：推定値 0.5 J/cm² で照射直後．色素斑にわずかに白色変化を生じている．

療は禁忌であると考えられていた．Q スイッチア
レキサンドライトレーザーにおいても 5.0〜7.0
J/cm² で照射した場合，重篤な炎症後色素沈着を
きたし効果的でなかったとする報告[8]があった．
低フルエンス照射が行われるようになった後は，
Q スイッチ Nd:YAG レーザーとのコンビネー
ション治療[3]や Fabi らのハーフサイドでの比較検
討[4]でその有効性が報告されている．Fabi らの報
告では，両者で有効率および合併症頻度に差異は
ないと結論づけている．

　"レーザートーニング"には明確な定義はない．
従来よりも低フルエンスで中空照射する手法であ
り，1〜2 週間毎と高頻度に繰り返し治療を行う．
しかし，フリーハンドで照射するこの手法は，術
者によりばらつきがあり，治療効果が一定になら
ず，肝斑の悪化，色素脱失などの合併症の報
告[9]〜[11]も多くみられた．合併症は，高いフルエン
ス設定や高頻度の照射に起因するものが多く，そ
の有効性と安全性については未だ賛否がある．

　また同様に，低フルエンスの定義も明確ではな
いが，本法では，ハンドピースから皮膚までの距
離を延長することで従来のフルエンスの 1/10 程
度に抑えている．波長とレーザー機器が異なるた
め単純な比較は困難であるが，"レーザートーニ
ング"では概ね 1/2〜1/5 程度のフルエンスである
ことから鑑みると，1/10 はより低いフルエンス設
定と言える．そして，距離を延長したディスタン

スゲージを装着し皮膚に接触させて照射している
ため，フリーハンドで照射する手法と異なり，フ
ルエンスを厳密にコントロールできる．また，治
療間隔は 4 週間以上，治療回数は 5 回程度であり，
"レーザートーニング"に比し治療頻度と回数は少
ない．よって本法は，照射法や治療頻度と回数の
点でも，合併症を生じ難い手法だと考えている．
しかし，一定の治療効果は見られるものの，少な
からず治療抵抗性の症例も存在し，至適条件および
適応症例に関して今後検討の余地がある．一方で
本治療は，肝斑のみならず，老人性色素斑や顔全
体の色調の改善，肌理の改善など skin rejuvena-
tion 治療を兼ねており，肝斑が完治しない病態で
あることと併せて治療の目的を患者が理解してい
れば，治療による患者満足度は高いと感じている．

　肝斑に対するレーザー治療の作用機序は，メラ
ニン分解と排出促進作用を期待したものである
が，"レーザートーニング"の組織学的変化とし
て，メラノサイトの樹状突起が減少し，メラノ
ソームを破壊するが，メラノサイトは破壊されな
い subcellular selective photothermolysis という
概念が提唱されている[12][13]．一方で，Anderson の
selective photothermolysis 理論[14]においては，700
nm の波長では，わずか 0.1 J/cm² でメラノソーム
の選択的破壊を生じるとしている．本法でも，照
射直後に IWP(Immediate Whitening Phenome-
non)様白色変化をきたすことがあり(図 8)，selec-

tive photothermolysis に準じたどのような変化が
生じているのか興味深いところである.

　Nd:YAG の 1064 nm が用いられる理由として,
メラニン吸収が低く表皮へのダメージが少ないこ
と, 深達性が高くかつヘモグロビンへの吸収がよ
く真皮毛細血管や線維芽細胞への作用をも期待さ
れることなどが挙げられる[15]. 一方, アレキサン
ドライトの 755 nm の波長は, 1064 nm に比し,
メラニン吸収率が高く皮膚深達度は低いため, 表
皮への影響が大きい. しかし, メラノソームの熱
緩和時間と同程度である 50 nsec というパルス幅
は, Nd:YAG の 3〜10 nsec よりも長く, ピーク
パワーは抑えられる. 以上より, 表皮を損傷しな
い程度に十分に抑えたフルエンスであれば効果が
あると考えている. 他波長のレーザーの有効性も
報告されており, おそらく種々のレーザーで一定
の効果は得られるのであろう. どのレーザーを用
いるとしても, 照射方法や設定を明確にし, 過剰
な熱刺激を避けた安全性の高い治療として確立し
ていく必要がある.

おわりに

　本法は, 治療効果を高める可能性かつ改善まで
の期間を短縮できる可能性があり, 治療の流れと
設定を誤らなければ積極的に導入してよい治療法
だと位置付けている. しかしながら, 他の治療と
同様肝斑を完治せしめるものではなく, 一定の改
善が見られたら, あるいは改善傾向が見られなけ
れば, 漫然と継続しないことも重要である. また,
合併症は, 発生してもすぐに治療を中止して回復
したとの報告[16]もあり, 重篤な合併症を回避する
ために, 治療中の些細な変化を見逃さず適切に対
応することが求められる.

参考文献

1) Trivedi, M. K., et al.：A review of laser and light therapy in melasma. Int J Womens Dermatol. **3**：11-20, 2017.
2) Polnikorn, N.：Treatment of refractory dermal melasma with the Medlite C6 Q-switched Nd: YAG laser：two case reports. J Cosmet Laser Ther. **10**：167-173, 2008.
Summary　"レーザートーニング"最初の症例報告.
3) Wang, H. W., Liu K. Y.：Efficacy and safety of low-energy QS Nd:YAG and QS alexandrite laser for melasma. Zhongguo Yi Xue Ke Xue Yuan Xue Bao. **31**：45-47, 2009.
4) Fabi, S. G., et al.：A randomized, split-face clinical trial of low-fluence Q-switched neodymium-doped yttrium aluminum garnet（1,064 nm）laser versus low-fluence Q-switched alexandrite laser （755 nm）for the treatment of facial melasma. Lasers Surg Med. **46**：531-537, 2014.
Summary　Q スイッチ Nd:YAG レーザーとアレキサンドライトレーザーの肝斑への低フルエンス照射の比較検討.
5) 中田元子：肝斑に対する低フルエンス照射：755 nm ナノ秒レーザー. 日レ医誌. **39**(2)：126-130, 2018.
6) Lee, Y. J., et al.：Treatment of melasma and post-inflammatory hyperpigmentation by a picosecond 755-nm alexandrite laser in Asian patients. Ann Dermatol. **6**：779-781, 2017.
7) 宮田成章：肝斑に対するトーニング治療：1,064 nm（532 nm, 785 nm）ピコ秒レーザー. 日レ医誌. **39**(2)：137-140, 2018.
8) Angsuwarangsee, S., Polnikorn, N.：Combined ultrapulse CO₂ laser and Q-switched alexandrite laser compared with Q-switched alexandrite laser alone for refractory melasma：split-face design. Dermatol Surg. **29**：59-64, 2003.
9) Kim, T., et al.：Punctate leukoderma after 1,064-nm Q switched neodymium-doped yttrium aluminum garnet laser with low-fluence therapy： is it melanocytopenic or melanopenic? Dermatol Surg. **36**：1790-1791, 2010.
10) 黄　聖琥ほか：【シミ・肝斑治療マニュアル】レーザートーニングによる合併症の経験と対策. PEPARS. **110**：65-72, 2016.
11) 葛西健一郎. いわゆる肝斑に対する低出力 Q スイッチ Nd:YAG レーザー治療（レーザートーニング）の危険性. 日レ医誌. **36**：430-435, 2016.
12) Kim, J. H., et al.：Subcellullar selective photothermolysis of melanosomes in adult zebrafish skin following 1064-nm Q-switched Nd:YAG laser

irradiation. J Invest Dermatol. **130** : 2333-2335, 2010.

13) Mun, J. Y., et al. : A low fluence Q-switched Nd : YAG laser modifies the 3D structures of melanocyte and ultrastructure of melanosome by subcellular-selective photothermolysis. J Electron Micorsc. **60** : 11-18, 2011.

14) Anderson, R. R., Parrish J. A. : Selective photothermolysis : precise microsurgery by selective absorption of pulsed radiation. Science. **220**(4596) : 524-527, 1983.

15) 宮田成章：【シミ・肝斑治療マニュアル】レーザートーニングはなぜ効くか，私はこう考える(2). PEPARS. **110** : 59-64, 2016.

16) Polnikorn, N. : Treatment of refractory melasma with the MedLite C6 Q-switched Nd : YAG laser and alpha arbutin : a prospective study. J Cosmet Laser Ther. **12** : 126-131, 2010.

Non-Surgical
美容医療 超 実践講座

好評書籍

編著　宮田成章（みやた形成外科・皮ふクリニック　院長）

Non-Surgical 美容医療の基本の"キ"から、
美容外科・美容皮膚科の領域で第一線を走る
豪華執筆陣が行っている施術のコツまでを
図総数 281 点、総頁数 400 頁にギッシリと
つめこんだ，"超"実践講座!!

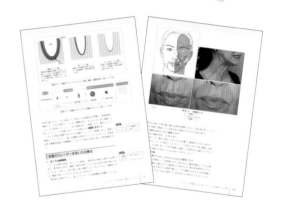

2017 年 7 月刊　B5 判　オールカラー
定価 15,400 円（本体 14,000 円＋税）

主なcontents

レーザーによる治療
炭酸ガスレーザー
Er：YAG レーザー
Q スイッチアレキサンドライトレーザー・
　ルビーレーザー
Q スイッチ Nd：YAG レーザー
光治療
ロングパルスアレキサンドライトレーザー/
　ロングパルス Nd：YAG レーザー
付記：カーボンピーリング
ロングパルス Nd：YAG レーザー
ダイオードレーザー
フラクショナルレーザーの基本原理と
　ノンアブレイティブフラクショナルレーザー
フラクショナル Er：YAG レーザー
フラクショナル炭酸ガスレーザー
ピコ秒レーザー
高周波による治療
単極型高周波と高密度焦点式超音波治療
Radiative 式高周波
ボツリヌス菌毒素による治療
ボツリヌス菌毒素による治療
ボツリヌス菌毒素の注射手技：Microbotox

注入剤による治療
ヒアルロン酸・レディエッセの注入手技①
ヒアルロン酸の注入手技②
PRP（多血小板血漿）療法
糸による治療
スレッドリフト
スキンケアによる治療
薬剤の経皮導入：水光注射
薬剤の経皮導入：エレクトロポレーション
ケミカルピーリング、トレチノイン
　およびハイドロキノン
マイクロダーマブレーション：
　ダイヤモンドピーリング
手術による治療
経　営
経営についての一般論・国内美容医療の状況

◀更に詳しい内容は弊社 HP を Check!

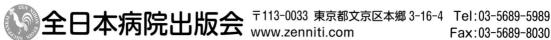

全日本病院出版会　　〒113-0033 東京都文京区本郷 3-16-4　Tel：03-5689-5989
www.zenniti.com　　　　　　　　　　　　　　　　　　　Fax：03-5689-8030

Non-Surgical 美容医療超実践講座

編著　宮田成章（みやた形成外科・皮ふクリニック　院長）

本書の特徴

検索性を高め多角的な知識を得られるよう、本書では下記のような工夫を凝らしました

としての脱毛 LINK

毛が太くなる現象である．毛乳頭の数は変わらな
毛が太くなっている状態で密度が増えるわけでは
間で確実に脱毛する手段として，毛に関わる生物
SHR と HR のコンビネーション照射が有効であ
が考えられるが，病理組織像を含めて現在のとこ
い コメント．

ラインにおけるレーザー治療の位置付け

イン 2016[7] においてレーザー治療は現在のところ
るいは座瘡瘢痕にレーザー治療は有効か？」とい
に対する答えは「各種レーザー治療器の特性を理
待できる座瘡あるいは座瘡瘢痕に，レーザー治療
問題，本邦での検討が不十分であり，保険適用も
．」となっている．

ニング効果も期待できる（図ⅢD-5） 注釈 ．
は多彩な局面からアプローチが可能な治療法であ
広い．これらの作用をすべて使いこなせば，フィ
果を出すことが可能である．解剖学的に，これら
用を考慮しながら注入することが重要であり，注
ては，逆に負の作用を生じてしまうことがある．

LINK

「ロングパルスアレキサン
ドライトレーザー/ロン
パルス Nd:YAG レーザー」
（p.128〜）

コメント

ロングパルスアレキサンドラ
イトレーザーのみならず，何
らかのレーザーを照射すると
炎症性座瘡は改善することが
多い．それはレーザーを
て発生した熱作用なのか，答
えは不明であるが，昔から
レーザーを使用している先生
方からよく聞く話である．
　　　　　　　（宮田成章）

注釈

カルシウムハイドロキシアパ
タイト製剤はコラーゲンの
フィーダーレイヤーとしての
役割・誘能能を持つため，カ
ルシウムハイドロキシアパタ
イト製剤(RADIESSE®)は，
フィラー製剤のなかで唯一直
接的なコラーゲン産生促進作
用が証明されている．

LINK

より幅広く，多角的な知識を身
につけられるよう，詳細な事柄
や関連事項について掲載されて
いる頁数を記載しています．

コメント

本文中におさまりきらなかった
編集者，著者から
“一言付け加えておきたい！”
という事柄を記載しています．

注釈

解説が必要と思われるものにつ
いては欄外に記載しています．

私のプロトコール

各論ではできる限り機器固有の
設定などを論点とせず，「私の
プロトコール」欄に著者が日ご
ろ診療で行っている機器設定な
どをまとめました．

私のプロトコール

RON CANDELA)を使用．15 mm スポット，18 J/cm^2(最高 22 J)，DCD
20 msec.
ット照射，術後冷却 5 分間．1 か月に 1 回照射（重症の場合 3 週間ごとに照
cm^{2}を基本としている．肌の色調が濃い，あるいは施術時の疼痛が強い場合
する．効果が十分でない場合は 2 J/cm^{2}ずつ上げるようにする．

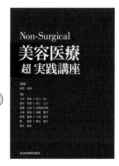

Non-Surgical
美容医療
超 実践講座

そのほか、各項目に適応疾患を記載した目次や、
編集 宮田成章の目線からの論評「Editor's View」、
コラムなどを多数掲載。
総頁数 400 頁の充実の一書！

大好評発売中！

2017 年 7 月刊　B5 判
定価 15,400 円（本体 14,000 円＋税）
オールカラー

全日本病院出版会　〒113-0033 東京都文京区本郷 3-16-4　Tel：03-5689-5989
http://www.zenniti.com　Fax：03-5689-8030

PEPARS　No.175：40-49, 2021

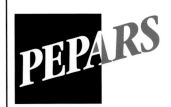

◆特集／今，肝斑について考える

肝斑に対する （ナノ秒発振）Q スイッチ Nd:YAG レーザー 治療の臨床

山下理絵*1　近藤謙司*2

Key Words：レーザートーニング（laser toning；LT），肝斑（melasma），加齢性混合型皮膚色素斑（aging complex pigmentation；ACP），Q スイッチ Nd:YAG レーザー（Q-switched Nd:YAG laser），遅発性真皮メラノサイトーシス（acquired dermal melanocytosis；ADM）

Abstract　2008 年に肝斑治療の一方法として，Q スイッチ Nd:YAG レーザーを使用したレーザートーニング（laser toning；以下，LT）の有効性を報告してから 13 年が経過した．LT による肝斑の改善は，多くの医師が経験してきたと思われる．LT の適応は，内服，外用の保存的治療で色調改善が停滞した難治性症例のセカンドステップ，内服ができない症例であり，さらに，肝斑を含む加齢性混合型皮膚色素斑（aging complex pigmentation；以下，ACP）にも有効性を認めている．シミ治療で最も重要なのは初診時の診断であるが，茶色い色素斑だけに目を取られることなく，慢性炎症で生じる毛細血管拡張や視診では見落としがちな色素脱失の有無を確認することも重要で，これらの診断には皮膚画像解析装置の使用がベストである．本稿では，肝斑治療を再考し，（ナノ秒発振）Q スイッチ Nd:YAG レーザーを使用した治療の有効性を述べる．

はじめに

　肝斑治療は，色素沈着および色素脱失などの合併症を起こすことなく，いかに色ムラをなくし色調改善を図ることができるか，そのためにはどのような治療がベストか，さらに 13 年間行ってきたレーザートーニング（laser toning；以下，LT）の有効性[1)~4)]や合併症の update が，筆者に与えられたテーマだと考える．肝斑は生活習慣の改善，内服，外用などの保存的治療で確実に治り，LT は明確な作用機序が解明されていない，さらに重大な副作用があるため，安易に行うべきではないという意見もある[5)]．筆者は 2016 年 2 月に刊行された PEPARS No.110 特集「シミ・肝斑治療マニュアル」を監修，シミ治療の現状および LT を行うまでの経緯なども書かせていただいた[6)7)]．さらに 2018 年には，Monthly Book Derma. No.262 特集

「再考！美容皮膚診療—自然な若返りを望む患者への治療のコツ—」に「再考！肝斑に対するレーザートーニング」を執筆させていただき，長期経過を再考し，肝斑に対する LT の有効性を報告している[8)]．今回，「今，肝斑について考える」が企画され，再度執筆させていただく機会をいただき光栄である．しかし，肝斑に対する Q スイッチ Nd:YAG レーザー治療のみで，他のレーザー併用を記載しないという縛りがあるため，肝斑治療のプロトコール（表 1）の詳細は，美容皮膚科雑誌 Bella Pelle[9)]を参照していただくとよい．

レーザートーニング（LT）とは

　LT は，波長 1064 nm の Q スイッチ Nd:YAG レーザーを使用し，従来アザ治療時に使用していたエネルギー密度（J/cm^2）の半分以下で照射するため，痂皮形成を起こすことなく，肝斑の色調改善を図るための治療である．選択的にメラニンを破壊する従来からのシミのレーザー治療とは異なり，LT ではメラニン破壊が起こらない．肝斑の治療は，従来からトラネキサム酸等の内服，ハイ

*1 Rie YAMASHITA，〒251-0052　藤沢市藤沢 571 荒井ビル 1 階　湘南藤沢形成外科クリニック R，総院長
*2 Kenji KONDO，同，院長

表 1. 肝斑治療のプロトコール

プレトリートメント

　内　服：トラネキサム酸：1,500 mg/day
　　　　　ビタミン C 　　　：3,000 mg/day
　　　　　ビタミン E 　　　：　600 mg/day

　外　用：ビタミン C ローション
　　　　　APPS フラーレンローション
　　　　　トラネキサム酸＋コウジ酸クリーム
　　　　　ハイドロキノン　など

　UV ケア，スキンケア，洗顔方法の改善

　⬇　　上記治療を 2〜3 か月行い，患者の希望や状態により
　　　　次のステップに移るか，上記治療の継続かを決める．

セカンドステップ：機器を使用
　Q スイッチ Nd：YAG・レーザートーニング　：1 週間に 1 回…5 回照射
　ロングパルス Nd：YAG・double genesis　：1 か月に 1 回…5 回照射

ドロキノン等の外用などが行われてきた．内服は，第一選択される治療で有効性は周知である．しかし，この治療だけでは残存することもあり，またシミ治療を多くの人が行うようになった現在，より完全を求める患者も増えている．

「肝斑に対するレーザー治療は禁忌」という考え方から，LT（低フルエンス（出力）照射）という方法が登場し 13 年が経過し，内服・外用治療で停滞していた肝斑治療のセカンドステップとして浸透しつつある．しかし，そのエビデンスは確立されてはいない．2015 年，日本形成外科学会発刊の「形成外科診療ガイドラインシリーズ」では，エビデンスレベルは C1（根拠はないが，行うように薦められる），また，2020 年（令和元年度）に厚生労働科学特別研究事業で作成した「美容医療診療指針」では，推奨度 2（条件によっては，行うことを弱く提案する）であった[10]．LT は，波長 1064 nm の Q スイッチ Nd：YAG レーザーが最初に用いられ，最近では，Q スイッチアレキサンドライトレーザーやピコ秒レーザーも使用されている．エネルギー密度（J/cm^2）を，真皮病変に使用するよりも低く設定，当院では 2.8〜3.2 J/cm^2（一般的には 2.0〜2.5 J/cm^{2}程度が多い），スポットサイズは直径 6〜7 mm とし，皮膚から 2 cm 程度離した中空照射，照射スピード 10 Hz で，2〜3 pass を照射，これを 1〜2 週間という短い間隔で行う．この手法をレーザートーニング（laser toning；LT）と呼称した．この設定では，照射フルエンスが低い

ため，照射後の病理学的所見では空胞形成は見られず，臨床的にも痂皮形成は起こらない[11]．従来のシミに対するレーザー治療は，作用機序が明確であり，メラニンを破壊するエネルギー密度（J/cm^2）を使用しメラニン除去を行い，その結果，臨床的には痂皮形成を起こし，痂皮の除去とともに，メラニン排泄が行われていた．しかし，LT では，メラニンの破壊が起こらなくても色素斑の改善が得られる．肝斑治療における直接的なクロモファーはメラノゾームであり，LT によりそれを含む表皮上層のケラチノサイトが熱変性を受け，ターンオーバーが亢進し，メラニン排泄が亢進するからだと考えられる[12]〜[14]．クロモファーを破壊しなくても微小なダメージを定期的に与えるだけで，肝斑の制御および再発を遅らせることができることが予測される．この機序の解明には，経時的な電顕を含めた病理組織所見などが必要で，本邦で臨床研究を行うことは非常に困難である．

レーザートーニング（LT）の適応

LT は肝斑治療のセカンドステップとして始め，この 13 年間で表皮，真皮のメラニン疾患に対して行ってきた．適応疾患は，肝斑の他，表皮のメラニン顆粒が過剰な状態，加齢性混合型皮膚色素斑（Aging Complex Pigmentation；ACP），老人性色素斑，雀卵斑，炎症後色素沈着（PIH），扁平母斑である．ACP では，肝斑は消えやすく，老人性色素斑は時間がかかる．扁平母斑も難しい疾

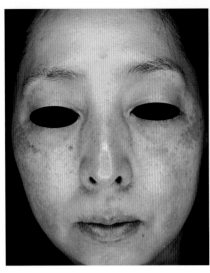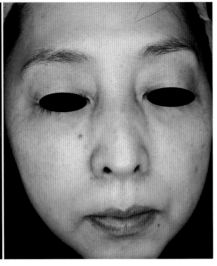

図 1-a, b.
症例 1：40 代，女性．肝斑
治療：内服，外用，1064 nm Q スイッチ Nd:YAG レーザー
a：治療前
　他院でレーザーもしくは光治療を 10 回施行（詳細不明）．あまり変わらず，一部濃くなったため受診．肝斑の診断で内服・外用から開始した．
b：治療後 3 年
　治療：内服，外用，LT

患ではあるが，肝斑の 2 倍の回数がかかるが有効性を認める症例もあり，美容治療以外，小児のアザ治療にも使用できることがわかってきた．また，当初，遅発性真皮メラノサイトーシス（ADM）に対する効果の検討も行っていたが，筆者が行ってきた症例の長期成績では有効性を認めなかった[7]．しかし，ADM で Q スイッチレーザー後に生じた炎症後色素沈着や ADM と肝斑が合併する症例には LT は有効であった．

肝斑の実際の治療

1．初診時

　初診時にすべきことは，患者の素顔を観察しシミの診断を行う．単疾患のシミであることは非常に少なく，肝斑がベースにある ACP であるかどうか，ADM や日光角化症などの有無も診断する．肝斑でも，毛細血管拡張を伴うのか，すでに慢性炎症の結果，色素脱失が起こっているかなど，視診が困難な場合は，皮膚画像解析装置を用いるとよい．初診時には，日焼け対策，洗顔方法などの生活習慣の指導，および内服・外用のプレトリートメントから導入する．ビタミン C，E，トラネキサム酸の内服，ビタミン C ローション，コウジ酸・トラネキサム酸クリーム，APPS フラーレンローションの 3 種類は，朝晩 2 回顔全体に塗布，そしてハイドロキノン軟膏は，老人性色素斑の上だけに夜 1 回塗布するように指示をする．

2．プレトリートメントの経過

　ほとんどの肝斑は，内服・外用などのプレトリートメント，そして擦らない洗顔方法や紫外線防御をすることにより薄くなる．多くの患者が，2〜3 か月経過するとプレトリートメントの有効性を実感するため，レーザー治療を併用しないことも多い．この場合は，内服・外用の継続を行う．ただし，重度の肝斑を長期観察していると，プレトリートメントのみだと部分的に残存することも多い．また，肝斑が軽快してくると内服はサボりがちになるため，再度内服・外用の重要性を説明する．そして，シミの色調の変化を観察し，残存色素の状態および患者の希望により，機器による治療に移行するかを診断する．

3．レーザー治療の併用と効果

　プレトリートメント後，3〜6 か月でレーザー治療を併用している．麻酔は，希望者には EMLA® クリームを使用し，LT を 1 週ごとに，まず計 5 回治療，連続した治療をできる日程をプランニングする．エンドポイントは皮膚表面の発赤が生じる程度．大体 2〜3 pass の照射を行っている．その後の照射は，色素斑の状態を見て，回数を増やすこともある．現在は，5 回までは 1 週間に 1 度，6〜10 回までは 2 週に 1 度，その後，必要であれば 1 か月に 1 度の治療を行っている（図 1）．照射出力は，肝斑に対しては，$3.2 \, \mathrm{J/cm^2}$ を使用しノンスタック（重ねて同じ所を打たない）で行う．LT の効果は，照射 3 回目頃より現れ，治療 5 回まで

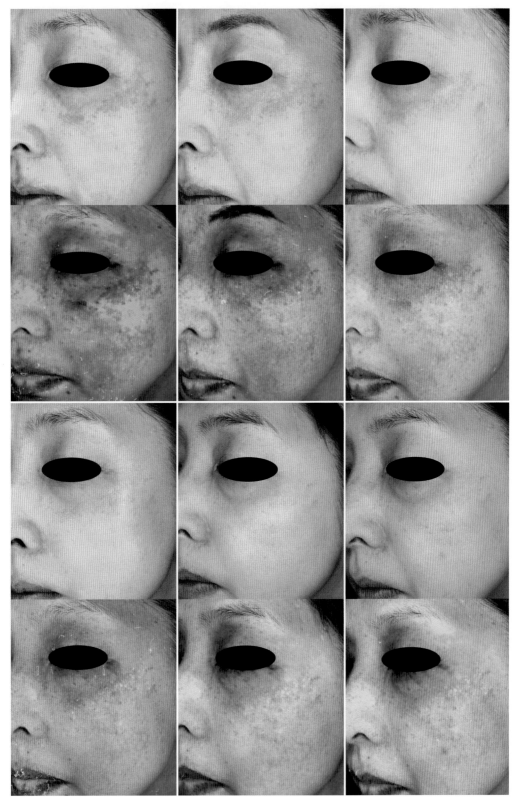

$$\frac{c\ |\ d\ |\ e}{f\ |\ g\ |\ h}$$

図 1-c〜h. 症例 1：40 代，女性．肝斑

c：治療前．内服・外用開始 　　　　d：内服・外用 4 か月後
e：LT 5 回後 2 週 　　　　　　　　f：LT 9 回後 3 か月
g：1 年後 　　　　　　　　　　　　h：3 年後

LT 5 回後（e）頃より，肝斑の改善とともに皮膚画像解析装置で，細かい点状の色素脱失を認めるようになる．

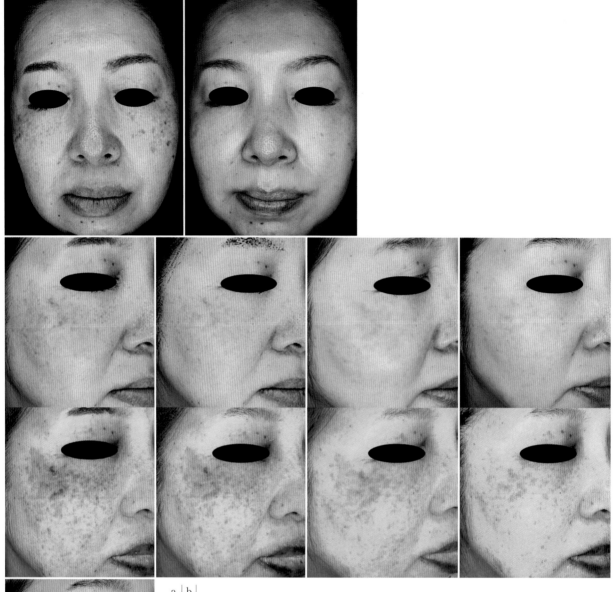

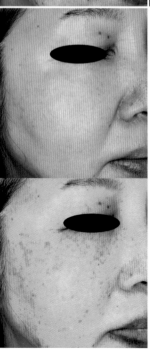

|a|b|
|c|d|e|f|
|g|

図 2-a～g.

症例 2：50 代，女性．ACP（肝斑，老人性色素斑）

治療：内服，外用，1064 nm＋532 nm Q スイッチ Nd:YAG レーザー

a：治療前
　シミ治療を希望で受診．肝斑を含めた ACP の診断で内服・外用，LT を開始する．

b：治療後 3 年

c～g：右半顔

c：内服，外用，LT 開始（3.2 J/cm²）

d：LT 4 回後

e：LT 8 回，ポイント照射 3 回，532 nm，1.4 J/cm²

f：LT 12 回，ポイント照射 5 回，532 nm，1.4 J/cm²

g：3 年後

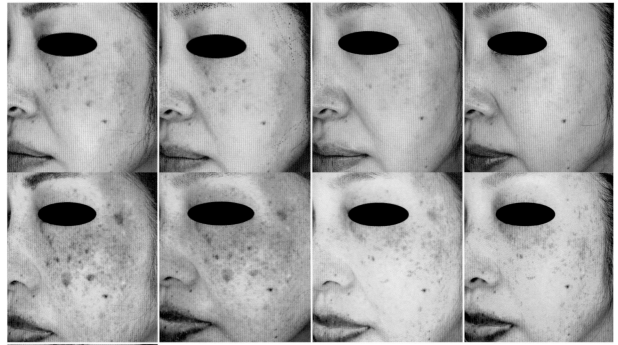

h | i | j | k
l |

図 2-h~l.

h ~ l：左半顔

h：内服，外用，LT 開始(3.2 J/cm²)

i：LT 4 回後

j：LT 8 回，ポイント照射 3 回，532 nm，1.4 J/cm²

k：LT 12 回，ポイント照射 5 回，532 nm，1.4 J/cm²

l：3 年後

で，かなり改善されるため，多くは 6~7 回で終了する．しかし，頬骨上部や外眼角部に残存がみられる場合は，LT を継続することもある．回数を重ねても改善の見込みが少ないことも多く，逆にLT を多回数行うことにより，色素脱失が認められるようになる．肉眼的に見えるようになった場合は治療を一時中止する必要がある．皮膚画像解析装置では，5 回目ぐらいから細かい色素脱失を観察することが多い．この対策として，治療間隔をあけ，照射フルエンスをさらに低く，そして濃いところのみに照射するようにしている．

　ACP で老人性色素斑や脂漏性角化症で角質が厚い場合には，顔全体を照射後，フルエンスを少し上げ，筆者は 3.5 J/cm²で，2~3 回スタック照射を行う．もしくは，LT 直後に 532 nm を使用しポイントで照射する(図 2)．また，肝斑と ADM

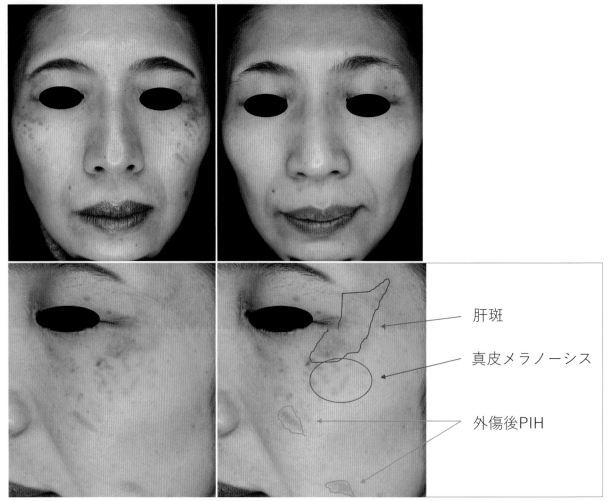

肝斑

真皮メラノーシス

外傷後PIH

図 3-a〜d．症例 3：40 代，女性．ACP（肝斑，真皮メラノサイトーシス＋外傷後色素沈着）
他院でレーザー（詳細不明）をしたが濃くなったため受診
治療：内服，外用，1064 nm Q スイッチ Nd:YAG レーザー，Q スイッチルビーレーザー
　　a：治療前
　　b：治療後 1 年半
　　c, d：診断（c：治療前，d：診断）

| a | b |
| c | d |

が合併する症例に対しては，プレトリートメント後に，ADM 部に対して，Q スイッチルビーレーザー（6.0 J/cm^2），もしくは 1064 nmQ スイッチ Nd:YAG レーザー（3 mm スポット，8.5 J/cm^2）で照射を行う．肝斑合併症例は，PIH を起こすことが多いため，ADM 部照射前に LT を 3〜4 回，照射後に 4〜5 回 LT を行っている（図 3）．

4．レーザー治療の実際と合併症

A．照射時の注意

照射前に，化粧，日焼け止めが残存していないかを確認する．特にラメ素材が残存していないこ

とを確認する．金属の上にレーザーを照射すると黒化するので気をつける．メラニンが濃い部位は，はじめパチパチ音がするが，数 pass あてると，音が徐々に弱くなってくる．髪の毛や眉毛に反応するので，レーザーをあてないように注意する．慣れない場合はカバーをする．アートメイクにも反応するので注意が必要である．鼻の下など産毛が濃い部位も反応するので，スタックしないようにしっかり手を動かす必要がある．過度な照射，やりすぎないことが重要である．

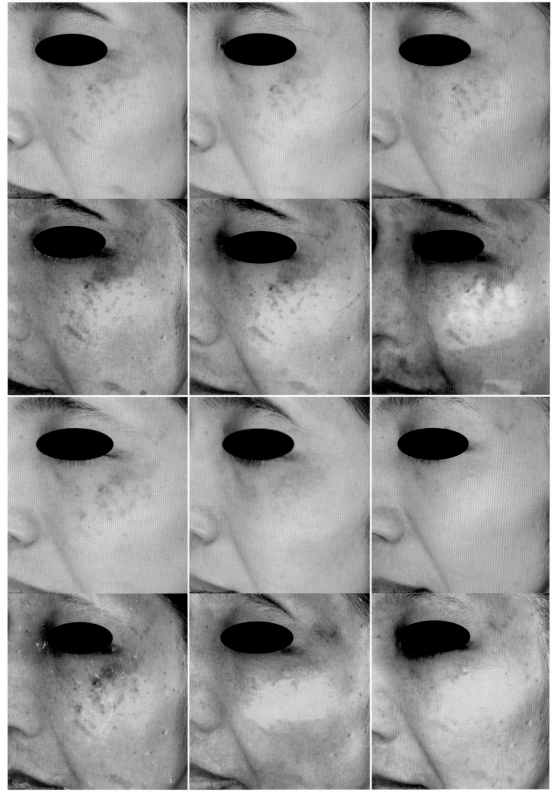

|e|f|g|
|h|i|j|

図 3-e〜j. 症例 3：40 代，女性

e：治療前

f：内服外用 4 か月後．肝斑・PIH は薄くなる．この後 LT 2 回

g：Q スイッチルビーレーザー 1 週後．濃い下方の点状部のみ照射

h：Q スイッチルビーレーザー 1 か月後，PIH あり．この後 LT 施行

i：Q スイッチルビーレーザー 1 回，LT 6 回後 2 か月

j：1 年半後

照射直後に青色変化を起こす
● リウマチ治療の既往，金の糸治療の既往 　特に金製剤，シオゾール注射 　→過去の治療歴を問診
● 白色アートメイク 　通常，青や黒のミスタッチ，あるいは口唇周囲に使用されている 　→合併症を回避したければ，アートメイクをしている人への施術はしない

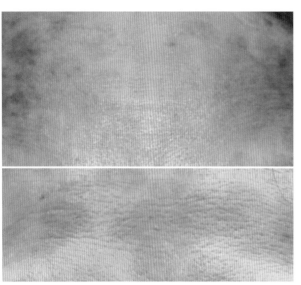

図 4．レーザートーニング合併症：青色変化
レーザー照射直後に皮膚は青色変化を起こす．

B．照射後

紅斑が生じ，多少ピリピリと炎症が起こるためアイスパックでクーリングするとよい．クーリングしても紅斑が残る場合は，ステロイドの外用剤を塗布して帰宅してもらう．化粧をして帰宅も可能であるが，当院では3時間後より許可している．

C．治療間隔および効果の出現

1週間に1度，5回継続して行う．1〜2回ではまったく効果がないため，十分に説明しておく．効果は3回目後より見られる．

D．合併症

当院では内服，外用のプレトリートメント後にLT を行っているためか，合併症の経験はほとんどない．また，肝斑が悪化した症例はない．ただし，肝斑は紫外線が強い夏に悪化する傾向もあるため，夏にはレーザー治療を開始しないようにしている．

1）色素沈着

Q スイッチ Nd:YAG レーザーは，532 nm も使用できるため，照射前に設定確認は怠ってはならない．532 nm 照射により痂皮形成を生じ色素沈着を起こすこともある．

2）色素脱失

多回数の治療やスタックによることが多い．皮膚画像解析装置の診断では，肝斑患者では，ほとんどが初診時より色素脱失を認める．

3）熱アレルギーによる湿疹

1週間ほど継続することもあるが，自然に軽快する．施術後のクーリングにより軽減する．

4）肝斑の悪化

ホルモンや季節による変動があるため，開始時期を考慮する．

5）青色変化

金製剤・シオゾール注射，金の糸治療の既往者にはLT は禁忌である．また，実際はしっかり見ないとわからないが，黒や青などの修正に用いられている白色のアートメイクは照射により濃青色変化を起こすことがある．アートメイクをしている場合は，十分に注意するか施術をしない方がよい（表2）．この合併症は，今まで何人かの先生から相談があり，おそらく筆者が知る限りでは10例ほど起こっている（図4）．ナノ秒だけでなく，ピコ秒レーザーでも生じている．回避するためには十分な問診が必要である．

まとめ

肝斑治療の基本はトラネキサム酸の使用である．他のアジア諸国やヨーロッパでは，肝斑に対してトラネキサム酸の内服治療ができないため，LT 単独で PIH や色素脱失を起こしている症例が

ある．LT は肝斑治療のセカンドステップである．しかし，低フルエンス照射で，なぜメラニン排泄が起こり，色調が改善されるのかが今後解明されていくことを希望している．新しい治療，特に美容治療に関しては，そのエビデンスのためにbiopsy やハーフサイドは行うことは非常に難しい．筆者の 13 年の経験から言えることは，LT はQ レーザーでシミ治療をするより安全で合併症はほとんどないということである．LT は，肝斑の治療には有効であることは，臨床上では証明されているが，この治療でも残存する症例もあり，現在サードステップを模索中である．

最後に，LT は肝斑に対してするべきではない，内服，外用，遮光や生活習慣の指導に関して，プレトリートメントという用語を使用すべきではないなどの意見もある．前者に関しては，合併症を危惧しての意見であると考えるが，LT で PIH が起こるとしたら，波長設定が 532 nm になっている場合などが考えられる．しかし，2 から 3 発の照射で間違いに気付くので顔全体に PIH が起こることは通常はない．どの治療にもトラブルや合併症は必ず起こるので，アートメイクを含んだ美容治療や既往歴などの問診や治療前の診断を行うことが必要である．また後者，プレトリートメントいう用語に関しては，肝斑に対してはプレではなく，ファーストセッションではないか，レーザーをしなければプレという言葉は間違っているとの意見だと考える．筆者がこの用語を使ったのは 15～6 年前からである．当初は肝斑治療に対してではなく，肝斑を含めたすべてのシミ，つまりACP に対する治療の導入を総称してプレトリートメントとした．長く臨床で使用してきているので，筆者は今後も継続して使用していきたい．シミ治療で重要なことは，レーザー治療前に，慢性炎症を抑え，PIH の予防を行うことであり，"プレトリートメント"この用語により，レーザー前の治療の重要性を啓発できたと考えている．

参考文献

1) 山下理絵：美容医学でのアンチエイジング治療．文光堂，2008．
2) 山下理絵：肝斑の治療方法：私はこうしている．Aesthet Dermatol. **20**：357-367，2010．
3) 山下理絵ほか：肌のアンチエイジングに対するレーザー治療．日レ医会誌．**31**：36-41，2010．
4) 山下理絵ほか：【ここが知りたい！顔面の Rejuvenation―患者さんからの希望を中心に―】肝斑と肝斑以外のシミが混在する症例の診断と治療．PEPARS. **75**：123-133，2013．
5) 葛西健一郎：肝斑に対する低出力 Q スイッチ Nd：YAG レーザー治療（レーザートーニング）の危険性．形成外科．**57**：1117-1124，2014．
6) 山下理絵，近藤謙司：【シミ・肝斑治療マニュアル】肝斑：シミ治療の現状．PEPARS. **110**：1-12，2016．
7) 近藤謙司，山下理絵：【シミ・肝斑治療マニュアル】肝斑治療：レーザートーニングとは．PEPARS. **110**：27-39，2016．
8) 山下理絵，近藤謙司：【再考！美容皮膚診療―自然な若返りを望む患者への治療のコツ―】再考！肝斑に対するレーザートーニング．MB Derma. **262**：65-74，2017．
9) 山下理絵：【肝斑】肝斑治療の変遷とレーザートーニングのテクニック．Bella Pelle. **4**(2)：32-35，2019．
10) 日本美容外科学会ほか：美容医療診療指針．日美外報．**42**：91-139，2020．
11) 西村浩之ほか：Q-switched Nd：YAG レーザーMedlite™によるレーザートーニングの実際と作用機序についての考察．日レ医誌．**34**：159-166，2013．
12) Zhou, X., et al.：Efficacy and safety of Q-switched 1,064 nm neodymium-doped yttrium aluminum garnet laser treatment of melasma. Dermatol Surg. **37**：962-970, 2011.
13) Mun, J. Y., et al.：A low fluence Q-switched Nd：YAG laser modifies the 3D structure of melanocyte and ultrastructure of melanosome by subcellular-selective photothermolysis. J Electron Microsc. **60**：11-18, 2010.
14) Kim, J. E., et al.：Histopathological study of the treatment of melasma lesions using a low-fluence Q-switched neodymium：yttrium-aluminium-garnet laser. Clin Exp Dermatol. **38**：167-171, 2013.

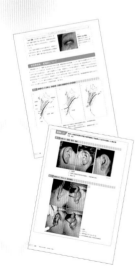
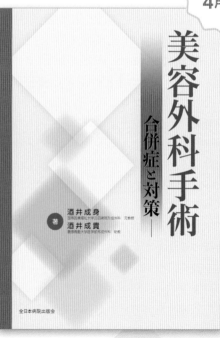

PEPARS No.175：51-56, 2021

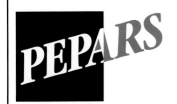

◆特集／今，肝斑について考える

肝斑に対する
ピコ秒発振アレキサンドライトレーザー治療
の臨床

土屋沙緒[*1]　齊藤睦美[*2]　池澤久実[*3]　花井　潮[*4]

Key Words：ピコ秒アレキサンドライトレーザー（pico-second alexandrite laser），レーザートーニング（laser toning），肝斑（melasma），合併症（complication）

Abstract　　ピコ秒アレキサンドライトレーザーによるトーニング治療5回または8回を完了した患者90名に対し治療効果の判定を行った．肝斑に併発する他の色素病変が存在した患者は79％であった．治療開始前と開始後に肌撮影装置で患者の顔の写真を撮影し，医師1名が色素量の変化を肉眼的に判定した．結果は改善度2以上の患者が80％を占めた．改善度0の症例が8名（8.9％），改善度−1が2例（2.2％）存在した．次に5回以上のレーザートーニング治療を受けた患者を対象とし合併症調査を行った．対象患者数は142名であった．結果として2名（1.4％）で白斑が悪化し，1名（0.7％）に強い発赤が発生した（表6）．新たな白斑を生じた症例は存在しなかった．また，2例（1.4％）で肝斑の悪化がみられた．改善度の高い症例が80％を占め，合併症発生率は3.5％と低く，また恒久的な合併症の発生はなかったことからピコ秒アレキサンドライトレーザーは肝斑とそれに併発する色素病変の治療に有用だと考える．

はじめに

　現在各社から発売されているピコ秒レーザーの多くがピコ秒 Nd:YAG レーザーであり，1064 nmの波長を基本としている．これに対しピコシュアPicosure®（Cynosure 株式会社）は 2021 年3月時点では唯一のピコ秒アレキサンドライトレーザーであり，波長は 755 nm でヘモグロビンへの吸収がNd:YAG レーザーと比較して少ない．またピコシュア（Picosure®）のパルス幅は 550 ps から 750ps と可変式である．同じピコ秒レーザーであっても波長とパルス幅が異なれば臨床上の効果や合併症の発生率が異なる可能性がある．ピコシュア（Picosure®）を使用した肝斑治療の実際について述べる．

*1 Sunao TSUCHIYA，〒600-8004　京都市下京
　区四条通寺町西入奈良物町375京都四条ビル3F
　医療法人葵茉梨会すなおクリニック，院長
*2 Mutsumi SAITO，同
*3 Kumi IKEZAWA，同
*4 Ushio HANAI，〒259-1193　伊勢原市下糟屋
　143　東海大学医学部外科学系形成外科，准教授

治療の実際

　顔の色素病変の相談に来院した患者に肝斑が存在すると診断した場合，我々は第一に皮膚の摩擦低減や日焼け止めの使用・遮光などを指導し，同時に複数回のレーザートーニング治療と 4％ハイドロキノン（1日2回毎日）・0.5％レチノール（週1～2回，夜のみ）の外用，治療期間中のトラネキサム酸（750 mg/日）・ビタミンC（600 mg/日）・ビタミンE（150 mg/日）の内服を推奨している．この全てを実行できることもあれば，外用薬・内服を拒絶する患者もおり，また外用薬使用開始後に接触性皮膚炎をきたす患者もいるためレーザートーニングの併用療法にはばらつきがある．レーザートーニング治療では Picosure® の 8 mm 固定ハンドピースを使用し，パルス幅 750 ps，0.4 J/cm²のエネルギー，10 Hz で全顔に 2,000 ショットを中空照射している．治療間隔は約2週間としている．治療開始約4～6週間目頃から ZOOM ハンドピースを用いて肝斑以外の色素病変に対する治療も開始する．対象は主に日光性色素斑や雀卵

表 1.

評 価	色素病変の色素量が減少した度合い
4 complete	95%以上
3 excellent	75%〜94%
2 good	50〜74%
1 fair	25〜49%
0 poor improvement	0〜24%
−1 mild deterioration	−1〜−24%
−2 moderate deterioration	−25〜−49%
−3 severe deterioration	−50〜%

表 2. 改善度

改善度	人数	割合(%)
4	6	6.7
3	37	41.1
2	29	32.2
1	8	8.9
0	8	8.9
−1	2	2.2
−2	0	0
−3	0	0

斑，後天性真皮メラノサイトーシス(aquired dermal melanocytosis；ADM)である．日光性色素斑および雀卵斑では軽くIWP(immediate whitening phenomenon)が生じる程度のエネルギーで照射を行うためエネルギーは3.25〜3.77 J/cm²としている．また，これらの病変に対するZOOMハンドピースでの治療は原則1か所あたり1回の照射としている．ADMに対してはIWPを指標とせず，3.77〜4.80 J/cm²で照射を行っている．ADMへの照射ではIWPを生じないことも多い．ADMは4〜8週間に1回程度ZOOMハンドピースでのレーザートーニング治療を行う．これらの併発色素病変に対する治療はレーザートーニング治療と同日に，レーザートーニングの直後に施行する．本論文の対象期間中はZOOMハンドピースによる治療でパルス幅はすべて750 psとした．治療回数は5回，または8回を1つの区切りとしているが，以降も治療の継続を希望する患者は多い．治療効果の調査と同時に多数回の治療が引き起こす合併症についても調査を行った．

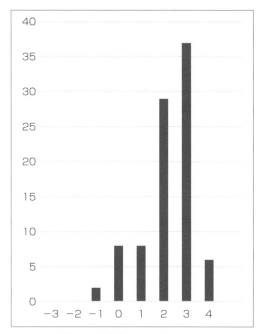

図 1. 改善度のヒストグラム

治療効果判定

1．対象と方法

2018年4月から2019年8月までにピコ秒アレキサンドライトレーザーによるトーニング治療5回または8回を完了した患者90名に対し，治療効果の判定を行った．年齢は31〜61歳であり平均は46.2歳であった．肝斑に併発する他の色素病変が存在した患者は79%であった．トーニング5回照射の患者は44名，8回照射の患者は46名であった．治療開始前と治療開始後に肌撮影装置re-

Beau2(株式会社JMEC)で患者の顔の写真を撮影し，医師1名が全体的な色素量の変化を肉眼的に判定した．その際に治療回数や併用療法についてはブラインドの状態とした．判定の基準は表1の通りとした．また，各併用療法の有無による改善度の違いを調査した．

2．結果

表2，図1に示すごとく改善度2以上の患者が80%を占めた．改善度0の症例が8名(8.9%)，改善度−1が2例(2.2%)存在した．レーザー治療5回の患者と8回の患者を比較すると8回の患者の改善度が高い人が多い傾向にあった(図2，図3)．5回治療でも改善度3，4に達する患者もおり，逆に8回の治療後も改善度が−1である患者も存在した(図4，5)．

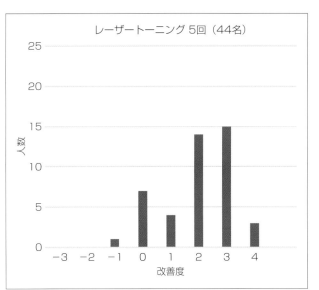

図 2. レーザー治療 5 回を終了した患者の改善度

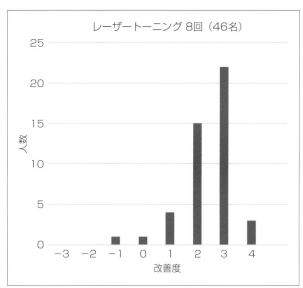

図 3. レーザー治療 8 回を終了した患者の改善度

a | b

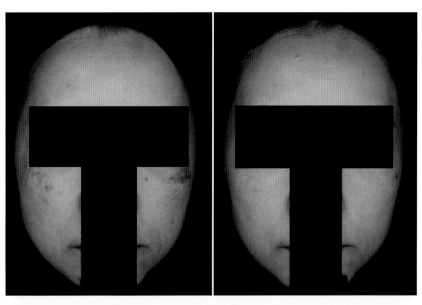

図 4.
症例 1
肝斑・ADM・日光性色素斑の合併が認められた(a). 2 週間おきのレーザートーニング治療を 8 回, 治療期間中はシナール 600 mg/day, トラネキサム酸 750 mg/day, ユベラ 150 mg/day の内服, 4%ハイドロキノンの外用を 1 日 2 回, 0.5%レチノールの外用を週 2 回行った. 改善度は 4 と判定した(b).

a | b

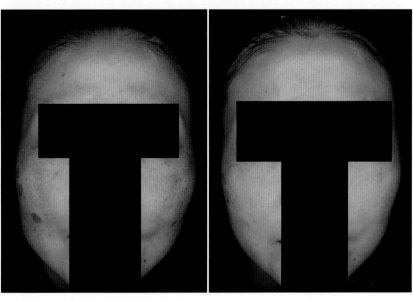

図 5.
症例 2
肝斑・雀卵斑・日光性色素斑の合併が認められた(a). 2 週間おきのレーザートーニング治療を 8 回, 治療期間中はシナール 600 mg/day, トラネキサム酸 750 mg/day, ユベラ 150 mg/day の内服, 4%ハイドロキノンの外用を 1 日 2 回, 0.5%レチノールの外用を週 2 回行った. 改善度は 4 と判定した(b).

表 3. 4%ハイドロキノンの使用の有無による改善度の違い

	ハイドロキノン使用あり	ハイドロキノン使用なし
改善度の平均	2.45	1.87
観測数	51	39

表 4. 0.5%レチノールの使用の有無による改善度の違い

	レチノールあり	レチノールなし
改善度の平均	2.37	1.81
観測数	63	27

表 5. トラネキサム酸内服の有無による改善度の違い

	トラネキサム酸内服あり	トラネキサム酸内服なし
改善度の平均	2.28	1.44
観測数	81	9

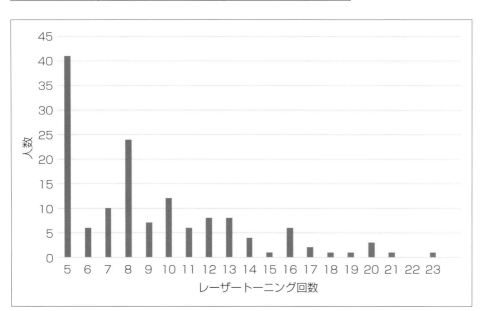

図 6.
2016年11月から2019年8月までに5回以上のレーザートーニング治療を受けた患者の数

4%ハイドロキノンを使用した患者の改善度の平均値は 2.45（n＝51），4%ハイドロキノンを使用しなかった患者の改善度の平均値は 1.87（n＝39）であった（表3）．0.5%レチノールを使用した患者の改善度の平均値は 2.37（n＝63），0.5%レチノールを使用しなかった患者の改善度の平均値は 1.81（n＝27）であった（表4）．1日 750 mg のトラネキサム酸を内服した患者の改善度の平均値は 2.28（n＝81），内服しなかった患者の改善度の平均値は 1.44（n＝9）であった（表5）．n が不足したため多変量解析を実行することはできなかった．

合併症調査

1．対　象

2016年11月以降2019年8月までに5回以上のトーニング治療を受けた患者を対象とし合併症調査を行った．対象患者数は142名，トーニングの回数は5回から23回であった（図6）．

2．方　法

該当患者のカルテと肌撮影装置 re-Beau2 の写真データを後ろ向きに調査し，合併症調査を行った．

3．結　果

2名（1.4%）で白斑が悪化し，1名（0.7%）に強い発赤が発生した（表6）．白斑が悪化した症例2名はそれぞれ8回，12回のトーニング治療を受けていた．新たな白斑を生じた症例は存在しなかった．また，2例（1.4%）で肝斑の悪化がみられた．肝斑の悪化症例はいずれも8回のトーニング治療を受けていた．

考　察

　2013 年，世界初の色素病変治療用ピコ秒レーザーとして Cynosure 株式会社よりピコ秒アレキサンドライトレーザー Picosure® が発売された．レーザーのパルス幅は短くなればなるほど熱破壊効果よりも光音響効果の影響が高まると言われている．今回改善度を検証した 90 例についてはレーザートーニング治療を含め ZOOM ハンドピースでの色素病変治療も全て 750 ps のパルス幅での治療を行い，改善度 2 以上の患者が 80％を占めるという良好な結果が得られた．Chen らは 755 nm ピコ秒アレキサンドライトレーザーによるレーザートーニング治療（750 ps，0.4 J/cm², 10 Hz，2,000〜2,500 passes，4〜6 週間おきに 3 回）を 20 名のスキンタイプⅣのアジア人に施術したところ 80％の症例で改善がみられ発赤・かゆみ・色素増加などの副作用はいずれも一過性であったと報告しており自験例と一致する点が多い[2]．今後は他の条件をそろえてパルス幅を 550 ps に変更した際の治療効果および合併症の発生率の検証を行うことにより，ピコ秒アレキサンドライトレーザーにおける，よりよいパルス幅設定の検証を行うことができると思われる．

　パルス幅についてはピコ秒 Nd:YAG レーザーでは既に 300 ps 台のレーザーの発売もされており，理論上高い破壊力が期待できる．一方 Nd:YAG レーザーはそもそもヘモグロビンへの吸収率がやや高く，またパルス幅が短ければ短いほど波長選択性が弱くなるため，色素沈着や点状出血，肝斑の悪化などの合併症発生率が現実にどのように定まってくるのか，諸家からの多くの報告が待たれるところである．

　4％ハイドロキノン外用，0.5％レチノール外用，1 日 750 mg のトラネキサム酸の内服の 3 つそれぞれについてレーザートーニング治療への併用の有無で改善度平均をとると，いずれにおいても併用ありの患者群の改善度平均が高かった（表 3〜5）．ハイドロキノンやレチノールの外用，トラネキサム酸内服は，単独で用いても肝斑に対して改善が期待できるが，我々は併用療法についてはあくま

でもレーザー治療の補助の役割として考えている．レーザートーニングは 0.4 J/cm² と低出力であるとはいえ，照射後の患者の肌は発赤し高い刺激を受けた所見が一時的に認められる．レーザートーニングによる弱い炎症惹起とその影響である色素沈着や肝斑の悪化を抑える意義が補助療法にあると考え，併用を励行するようにしている．また，肝斑に併発する色素病変に ZOOM ハンドピースで約 4 J/cm² という高出力の照射を行う際にも肝斑の悪化や色素沈着を食い止める役割があると考えている．レーザートーニングと補助療法の併用が真に有効であるかどうかを検証するにはレーザー単独治療群，外用・内服単独治療群，併用療法群の 3 群に分けての検証，あるいは多変量解析が必要となるが，今回は n の不足によりそのような検証をすることはできなかった．

　Wang らは 2019 年にピコ秒アレキサンドライトレーザーによるトーニング治療群（4 週ごとに 3 回の A1 群と 4 週ごとに 5 回の A2 群）とステロイド・4％ハイドロキノン・0.05％トレチノインが混合されたクリームによる治療群 B の 3 グループ 29 名において治療効果と合併症の報告をした[3]．A1，A2，B の各グループの肝斑エリアの改善度はそれぞれ 53％，38％，50％であった．A2 グループは発赤の改善やしみ・しわ・毛穴の点では A1 よりも改善が見られたとのことだが，レーザートーニングの回数が 5 回の A2 群よりも回数が 3 回の A1 群の方が肝斑の改善度が劣った点は自験例と結果が食い違う．n が少ないため確定的なことは何も言えないが，併用療法なしでレーザーのみを繰り返した A1 群と A2 群でレーザーの回数が多い A2 群の治療効果が劣ったとすれば，ピコ秒アレキサンドライトレーザー単独治療ではレーザーによる炎症惹起という負の側面が出てきてし

表 6. 合併症

合併症	142 例中の発生人数（人）	発生割合（％）
白斑の悪化	2	1.4
非常に強い発赤	1	0.7
肝斑の悪化	2	1.4

まう可能性が示唆されていると言える.

自験例で合併症の調査対象となった142名においては2名で白斑が悪化し,新たな白斑を生じた症例は存在しなかった.1名に強い発赤を生じたがステロイドの外用によって数日で鎮静化した.2例で肝斑の悪化がみられた.悪化症例はいずれも8回のトーニング治療を受けていたが,それぞれ山登りや頻繁な海外渡航などで遮光が十分にできない症例であったため治療の合併症としての悪化であったかどうかの判定が難しい.ナノ秒Nd:YAGレーザーによるトーニング治療に関しては,白斑の発生や肝斑の悪化などの合併症報告が多くあり,肝斑治療には慎重な適用が叫ばれてきたが,少なくとも自験例においてはアレキサンドライトピコ秒レーザーによるトーニング治療での合併症発生率は低く抑えられたと言える.

白斑が悪化した症例については治療開始前に小さな白斑が既に存在していた.治療によりもともと白斑周囲で活動していたメラノサイトの活動が抑制されたため,白斑病変内の表皮細胞に対する白斑周囲のメラノサイトからのメラニンの受け渡しが途絶え,より強調されて見える結果となったと考えている.治療開始時には肌全体を隈なく検索し治療によりそのような合併症が生じ得る可能性について患者によく話しておく必要がある.当該の患者についてはいったんトーニング治療とハイドロキノンの使用を中止し摩擦のない洗顔と保湿の指導を行った.

アレキサンドライトレーザーの利点は高いメラニン吸光度と低いヘモグロビン吸光度にある.自験例では治療により点状出血をきたした症例は1例もいなかった.点状出血の発生についてはTanghettiらが532nmと1064nmのピコ秒Nd:YAGレーザーのholographic opticを用いるとスキンタイプⅡ～Ⅳの患者において点状出血が発生しやすいことを報告している[1].Holographic opticとはレーザーのエネルギーを高密度ゾーンとその周囲の低密度ゾーンに分散させるレンズであり,高密度照射が行われた部位での高い治療効果と低密度部位が存在することによる副作用およびダウンタイムの軽減が期待できる.ピコ秒アレ

キサンドライトレーザーでは,holographic opticに該当するfocus lensを用いても点状出血を生じることはほぼない.この違いは波長によるヘモグロビンの吸光度の違いが影響したために生じたと考えられる.肝斑の治療においては余計な炎症を惹起しないことが求められるため,この点においてはピコ秒アレキサンドライトレーザーがピコ秒Nd:YAGレーザーよりも優位に立っている可能性がある.しかしながらレーザーについては波長だけでなくパルス幅の違いやパワーの違い,focus lensの構造など様々な因子について考える必要があり,また理論と実際の治療結果が乖離することもある.さらに各レーザーが高価なことから真に科学的な比較検討はやや難しいのが現実である.

おわりに

本邦の色素病変治療の発展に尽力され,議論を展開されてきた諸先生方全てに敬意を表するとともに,今後益々,本邦において色素病変治療が科学的に発展していくことを願っている.私自身もここに展開した治療や考察の誤りを修正しながら今後の診療を続け,微力ながら社会に還元できることがあれば尽力したい.

参考文献

1) Tanghetti, Md E., Jennings, J.：A comparative study with a 755 nm picosecond alexandrite laser with a diffractive lens array and a 532 nm/1064 nm Nd:YAG with a holographic optic. Lasers Surg Med. **50**(1)：37-44, 2018.

2) Chen, Y. T., et al.：Efficacy and safety evaluation of picosecond alexandrite laser with a diffractive lens array for treatment of melasma in Asian patients by VISIA Imaging System. Photobiomodul Photomed Laser Surg. **37**(9)：559-566, 2019.

3) Wang, Y. J., et al.：Prospective randomized controlled trial comparing treatment efficacy and tolerance of picosecond alexandrite laser with a diffractive lens array and triple combination cream in female asian patients with melasma. J Eur Acad Dermatol Venereol. **34**(3)：624-632, 2020.

PEPARS　No.175：57-66, 2021

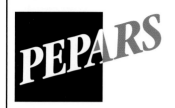

◆特集／今，肝斑について考える

肝斑に対する
ピコ秒発振 Nd:YAG レーザー治療の
臨床

黄　聖琥*1　菅原　順*2　朝日律子*3
久田恭子*4　中園美紗子*5

Key Words：肝斑(melasma)，ピコ秒 Nd:YAG レーザー(picosecond Nd:YAG laser)，メラノサイトの活動性(activity of melanocytes)，レーザートーニング(laser toning)，真皮の rejuvenation(dermal rejuvenation)

Abstract　　肝斑治療の基本はメラノサイトの活動性を沈静化することであり，遮光やスキンケアに加え内服・外用による保存療法が最優先される．これが沈静傾向にあればデバイス治療は有効に働く．ピコ秒 Nd:YAG レーザーによるレーザートーニング(PYT)は低フルエンスの光音響効果でメラニン顆粒を消失させていく．ナノ秒 Nd:YAG レーザーよりもメラノサイトの活動性を刺激せずに，色素沈着の薄い肝斑に効果的な場合がある．また PYT は，パルス幅が 750 ps は色素沈着の比較的濃い肝斑に有効であり，450 ps は薄い肝斑に有効である．また内因性あるいは光老化皮膚の真皮の rejuvenation 治療も長期的には肝斑に有効である．PYT は真皮の rejuvenation 効果も非常に高く，メラノサイトの活動性にも刺激を与えない点からデバイス治療の中では肝斑治療に適していると言える．この判定には再現性のある画像診断が必須である．

肝斑の病態と治療について

　図1に肝斑の病態と治療のシェーマを示す．

　肝斑の悪化原因として紫外線，バリア機能不全[1)]の原因となる機械的な刺激，女性ホルモンの不安定性，薬剤などによる影響が挙げられる．紫外線 UVB の刺激は，サイトカイン類によるケラチノサイトとメラノサイト間でのパラクリン相互作用が働き，メラノサイトの活動性を刺激し色素増強に至る．また長期の紫外線曝露による光老化，または加齢によって真皮の劣化が進むが，それに伴い真皮線維芽細胞由来のサイトカイン

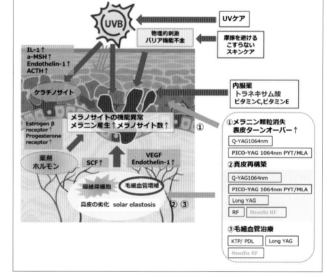

図 1.

*1 Seiko KO，〒231-0015　横浜市中区尾上町 4-54　Kannai ex ビル8 F　KO CLINIC for Anti-aging，院長
*2 Jun SUGAWARA，〒380-0826　長野市北石堂町 1402 甲州屋ビル 5F　JUN CLINIC，院長
*3 Ritsuko ASAHI，〒125-0062　東京都葛飾区青戸 3-39-9　中村ビル 2F　マリアレディースクリニック
*4 Kyoko HISADA，KO CLINIC for Antiaging
*5 Misako NAKAZONO, KO CLINIC for Antiaging

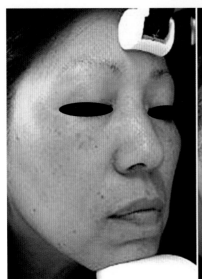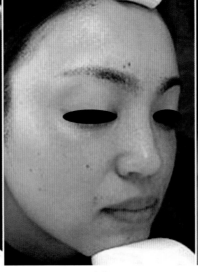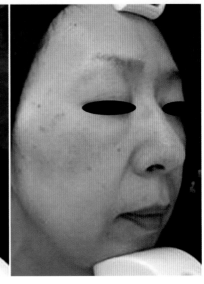

図 2. 狭義の肝斑

SCF[2]や毛細血管由来の VEGF の発現が高くなり[3]，メラノサイトの刺激因子として肝斑が悪化すると報告されている．肝斑の病態として，基底膜の破綻や[4]，真皮劣化についての関連性[5]についての報告も上がっている．

実際の治療としては，女性ホルモン関連のコントロールは難しく，落ち着くまで時期やタイミングを待つことが多い．肝斑を以下に述べる「広義の肝斑」まで捉えると，悪化要因は重複していることが多く[6]，女性ホルモンが単独で優位に増悪させているケースは実際の臨床では少数である．それ以外の増悪因子（紫外線と物理的な刺激）のコントロールとトラネキサム酸の内服で大多数の肝斑を軽快させることができる．

以下，当施設で行っているメラノサイトの活動性を沈静化するための保存療法について説明する．肝斑に対する保存療法とも言える．

① 紫外線防止剤や遮光などによる紫外線対策が必須である．紫外線防止剤として，2%のハイドロキノンが配合されたコンシーラー（Cell-new DR HQconcealer[TM]）をよく使用している．

② バリア機能を守るために洗顔やメイクなどの際に摩擦を回避する優しいスキンケア法が大事である[7]．

③ トラネキサム酸の内服が非常に優先度が高い．

①～③をまとめて，筆者の施設では第一選択の保存療法としている．

この保存療法がまず最優先であり，その上でデバイス治療が効いてくる．デバイス治療の役割としては，レーザートーニングに代表されるメラニン顆粒破壊とそれに伴うターンオーバー促進作用が即時効果として挙げられる．長期的な効果として，光老化や加齢変化によって脆弱だった真皮が再構築されることで肝斑の病勢が安定する．長期自験例としても肝斑の病勢が安定している症例を多く経験している[8]．ただし，デバイス治療は効果的な反面，かえって刺激し悪化させる場合があり，メラノサイトの活動性（Activity of Melanocytes，後述）の評価に基づく適応が大事である．

肝斑の定義（解釈）について

教科書的には肝斑を以下のように定義している．肝斑の診断：境界明瞭な淡褐色，重度では紫黒色斑が顔面，特に額，頬，頬骨部，口周囲に左右対称に認められる．眼周囲が抜けるのが特徴である．① 顔面中央型：頬，鼻，上口唇，前額，顎，② 頬骨型：頬，鼻，③ 下顎型：下顎部，に分類される[9]．

筆者は上記の視診主体の典型的な肝斑を「狭義の肝斑」と定義する（図2）．

一方で，頬に境界明瞭な色素斑と形状不整の色素沈着が頬主体としてランダムに混在しているよ

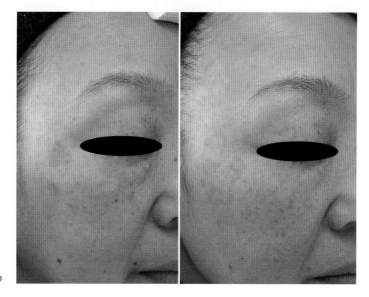

a | b

図 3.
初診(a)よりトラネキサム酸の内服なしで，① IPL，532 nmQ スイッチ YAG レーザー，②
IPL，ロングパルス Nd:YAG レーザー，③ ～ ⑤ ロングパルス Nd:YAG レーザー，Q スイッ
チ Nd:YAG レーザーによるレーザートレーニングの治療の 5 か月後，色素斑はまだらに残
存し，全体に色素沈着が増強している(b)．メラノサイトの活動性が亢進しており，治療し
ているが色素沈着がすっきりしない．肝斑様の病態であり，広義の肝斑と診断している．

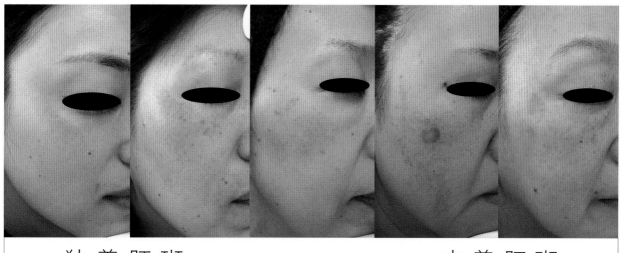

狭 義 肝 斑 ⬅➡ 広 義 肝 斑

図 4.

うな状態を「広義の肝斑」と定義している．紫外線
や物理的な刺激，レーザー治療による刺激によっ
て，色素沈着が増強したりする．図 3 にその例を
示す．典型的肝斑ではないが，IPL で治療を継続
た．治療が進むにつれ，全体的に色素沈着が亢進
している．
　このような広義の肝斑を，初診時に視診で肝斑

と診断するのはなかなか難しい．この症例のよう
に治療経過によって，色素沈着部の病態が肝斑と
類似した場合，広義の肝斑と診断する．視診上は
狭義の肝斑と広義の肝斑は図 4 のように，色素沈
着の領域が典型的なものからそうでないものまで
連続性があると筆者は捉えている(図 4)．
　またさらに広い意味で，肝斑も炎症後色素沈着

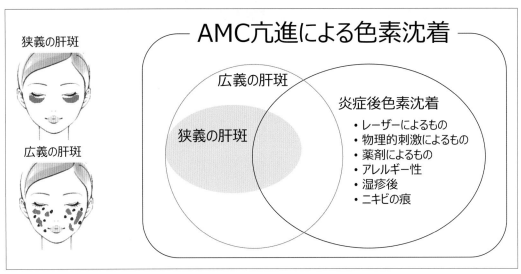

図 5. メラノサイトの活動性（Activity of Melanocytes；AMC）
AMC はサイトカイン類などによるメラノサイト刺激因子によって亢進する.

 色素沈着が1か月前の治療前より明らかに濃くなっている場合
画像上の表記をAR（Red）とする

 色素沈着が1か月前の治療前より不変あるいは少し濃くなっているか薄くなっている場合
画像上の表記をAY（Yellow）とする

 色素沈着が1か月前治療前より明らかに薄くなり、そのまま安定して薄く維持している場合
画像上の表記をAB（Blue）とする

図 6. AMC（Activity of Melanocytes）の各段階の評価

も，両者ともメラノサイトの活動性が亢進した結果の色素沈着である．悪化因子は様々だが，最終的にはサイトカイン類などの刺激因子によって，メラノサイトの活動性が亢進している病態が共通している．このメラノサイトの活動性を画像診断で評価するために，筆者は便宜的に Activity of Melanocyte（AMC）として定義した（図5）．肝斑や炎症後色素沈着，色素斑が混在している症例では，それぞれの診断が難しく，治療方針が立てにくい．このような病態を AMC による色素沈着として捉え，画像診断によって AMC を評価（図6）することで，AMC を悪化させないような治療法を選択していく．

肝斑に対するレーザートーニングについて
―Q スイッチ（ナノ秒）Nd:YAG レーザーと
ピコ秒 Nd:YAG レーザーの違いについて―

Q スイッチ Nd:YAG レーザーによるレーザートーニング（QYT）という治療法が，2008 年以降，肝斑や炎症後色素沈着に効果的であるという報告とともに，世界的に広まっていった．低フルエンス中空照射で顔全体に照射していくという手法で，1〜2 週毎のショートインターバルで8〜10 回継続することで治療効果を高める方法もある．電顕的にはメラノサイトの縮小化，樹状突起が短縮したり，Ⅳ型メラノファージの融解所見が観察され，subcellular selective photothermolysis（細胞内

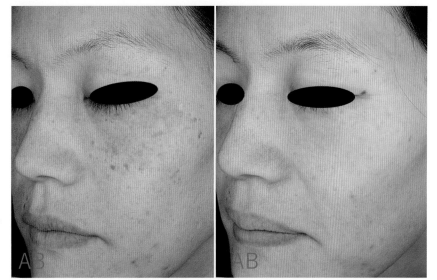

図 7.
a：QYT 径 5 mm 10 Hz 1.6 J 右
　1500 S 保存療法同時開始
b：週 1 回，9 回治療，1 週後

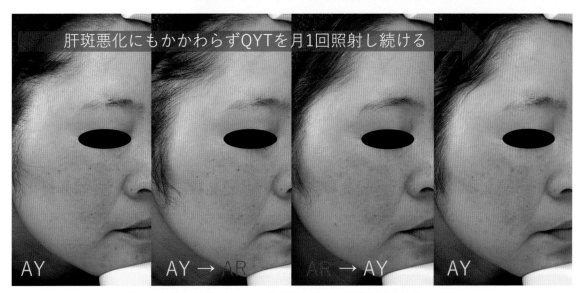

肝斑悪化にもかかわらずQYTを月1回照射し続ける

図 8. 初診より月 1 回 QYT を照射し続け，肝斑を悪化させている.

選択的光融解）という概念で説明されている[10].
一般的にはパルス幅が 6 ns～10 ns の機器が主体
（50 ns の機器もある）である．メラノソームの熱
緩和時間が 50～280 ns であり，メラニン顆粒の熱
緩和時間が 50 ns 前後であることから，ケラチノ
サイト内のメラニン顆粒あるいはメラノサイトに
おけるメラノソーム内のメラニン顆粒が破壊さ
れ，ケラチノサイトのターンオーバーが亢進，そ
の結果色素沈着が改善するといった臨床効果に繋
がる（図 7）．ただし，全ての肝斑や色素沈着にこ
の QYT が奏効するということではなく，保存療

法のコントロールが悪い場合やもともと AMC が
亢進している場合にはメラノサイトの刺激により
悪化させてしまうケースもある（図 8）．また，
ショートインターバル治療を頻回に行うことで，脱
色素斑を合併するリスクもあり注意が必要である[11].
　2015 年以降に登場したピコ秒 Nd：YAG レー
ザーにおいても，肝斑や色素沈着，肌質改善目的
にレーザートーニングの手法で行う治療（PYT）
が広く行われている．パルス幅が 450 ps あるいは
750 ps の機器がある．従来の Q スイッチ Nd：YAG
レーザー（パルス幅が 6～10 ns）に比べ約 1/10 以

表 1.

	PicoWay™ (Syneron-Candela)			enLIGHTen® (Cutera)			Discovery PICO (Quanta)		Picocare™ (WONTECH)	
	刺青除去 良性色素性病変 シワ			刺青除去 良性色素性病変 痤瘡後瘢痕			刺青除去 良性色素性病変		刺青除去 良性色素性病変 シワ	
波長	1064 nm	532 nm	785 nm	1064 nm	532 nm	670 nm	1064 nm	532 nm	1064 nm	532 nm
パルス幅	450 ps	375 ps	300 ps	2 ns, 750 ps	2 ns, 750 ps	660 ps	6 ns, 450 ps	6 ns, 370 ps	450 ps	
ピークパワー	400 mJ/pulse (~0.9 Gw)	200 mJ/pulse (~0.53 Gw)	100 mJ/pulse	800 mJ/pulse (~1.08 Gw)	400 mJ/pulse (~0.54 Gw)	125 mJ/pulse	800 mJ/pulse (~1.8 Gw)	300 mJ/pulse (~0.8 Gw)	0.8 Gw	1.33 Gw
繰り返し周波数	10 Hz		5 Hz	10 Hz		5 Hz	10 Hz		Single, 1~10 Hz	
スポットサイズ	2~10 mm		2~4 mm	2~10 mm		2~6 mm	2~8 mm, 2~5 mm (square)		2~10 mm	

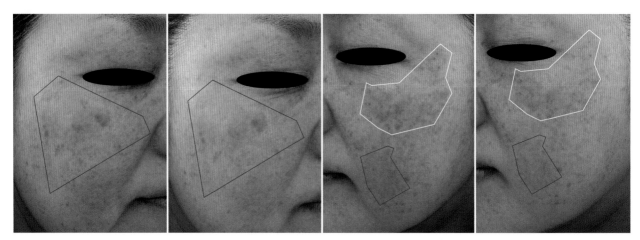

図 9. 同一症例での右 QYT（6 ns），左 PYT（450 ps）のハーフサイドテスト． トラネキサム酸の内服は併用している．

a：右側（QYT 側）．比較的濃い色素沈着や色素斑が薄くなっている（青囲い）． （① 初診時，② 8 回/2 週毎の治療後）

b：左側（PTY 側）．濃い色素沈着の効果が少なく（白囲い），薄い色素沈着はさら に薄くなっている（青囲い）．（① 初診時，② 8 回/2 週毎の治療後）

下のパルス幅である．本邦で用いられている機器の一覧を表に示した（表1）．当施設ではQuanta 社の Discovery PICO と WONTECH 社の Pico-care™ を使用している．

パルス幅が1 ns を下回ってくると光熱作用が弱くなり，光音響効果が強くなる．短時間に非常に高いピークパワーのパルス照射が行われると，標的物質をより少ない光エネルギーで破砕，粉砕させることができる．この PYT が肝斑や色素沈着を改善させるメカニズムとしては，メラノサイト内におけるメラノソームや，ケラチノサイト内のメラニン顆粒を光音響効果で破壊するというこ

とである．フルエンスは QYT より低フルエンスであって，メラノサイトにダメージを与えずに（AMC を亢進することなく），メラノソームあるいはメラニン顆粒を破壊する程度のフルエンスが妥当と言える．PYT に関しては QYT で報告があったようなメラノサイトの電顕像の報告を確認し得なかった．自験例のハーフサイドテストでは QYT はある程度密度の高い色素沈着や色素斑に効果的であり，逆に PYT は濃い色素沈着よりは薄い色素沈着に効果的であった（図9）．QYT 主体で濃い色素沈着と色素斑はある程度きれいになり，それ以上改善が見込めない薄い色素沈着に

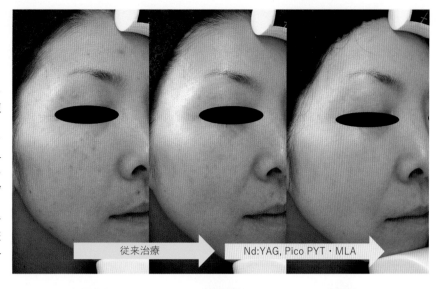

a｜b｜c

図 10.
色素斑が混在した広義の肝斑症例
初診(a)から約3年, IPL や QYT,
ロングパルス Nd:YAG レーザー
など2〜3か月毎にレーザーの複
合的な治療を行ってきた. 初診よ
り色素斑はある程度薄くなり, シ
ワ, 毛穴などの真皮の rejuvena-
tion もある程度きれいになってい
る(b). そこから Nd:YAG ピコ秒
レーザーの PYT と 532 nm のピコ
秒レーザー, MLA による治療で
AMC を悪化させずに残存色素斑
もさらに薄く, 真皮の rejuvena-
tion 効果もさらに出ている(c).

従来治療　　　　　Nd:YAG, Pico PYT・MLA

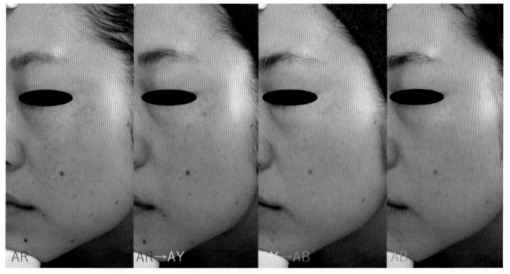

a｜b｜c｜d　　　　**図 11.　狭義の肝斑症例**
初診時(a), 内服・外用の保存療法下に肝斑部を IPL で治療, その後約2か
月半の経過で肝斑が悪化した(b). その時点より肝斑部に PYT(8 mm, 1.2
J/cm²)で照射開始, 月1回の頻度で2か月後に肝斑は軽快し(c), その後4か
月後さらに改善した(d). IPL では AMC を亢進させていた肝斑が, PYT で
は悪化せず, 保存療法の効果とともに肝斑のさらなる軽快に寄与した.

PYT が有効な症例を多く経験している(図 10).
また従来治療では色素沈着をしてしまうと保存療
法で長く待機するしかなかったが, PYT に切り替
えることで, 真皮の rejuvenation 効果を出しなが
ら色素沈着を回復させた症例もある(図 11).

ピコ秒 Nd:YAG レーザーにおける
パルス幅(450 ps と 750 ps)の違いによる
肝斑に対する効果の違いについて

　ピコ秒 Nd:YAG レーザーでは表1で示したよ
うに, パルス幅が 750 ps の enLIGHTen® と 450 ps
のその他の機器がある. 主に PYT の臨床効果を
みていくと, 筆者の印象にとどまるが, ある程度
の色素沈着を改善させていく場合はパルス幅が

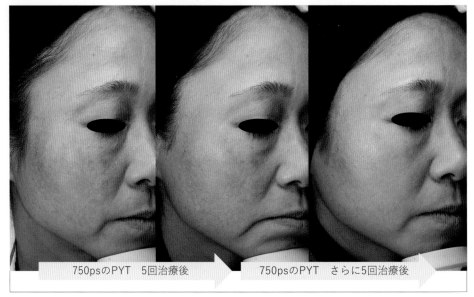

a | b | c

図 12. 750 ps にて治療した症例

濃い色素沈着のある症例．2 週毎に enLIGHTen® で 0.6〜0.8 J/cm² で照射，初診時(a)から 10 回施術後の 2 週後(c)．色素沈着が改善され，rejuvenation も非常に良好である．約 5 か月の経過．

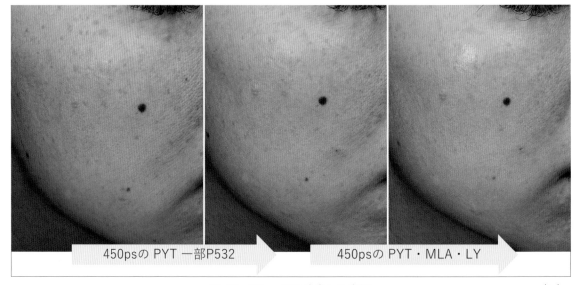

a | b | c

図 13. 450 ps にて治療した症例

パルス幅が 450 ps の Picocare™ の PYT（8 mm 0.8〜1.0 J/cm²）を中心に月 1 回の頻度で照射，色素斑の一部は 532 nm ピコ秒レーザーで治療，3 か月後大分色素沈着が改善した(b)．これより PYT に MLA（10 mm 0.3 J/cm²），ロングパルス YAG レーザーを加えて，3 回治療の 1 か月後が c．色素沈着の改善に真皮の rejuvenation もかなり良好．6 か月の経過．

750 ps の方が効果的なように思える．逆に，色素が薄くなってきた場合は，450 ps の方が効果的な印象がある．それぞれ他施設での症例ではあるが，750 ps（図 12）と 450 ps（図 13）の症例を示す．濃い色素沈着に対しては，450 ps での PYT では QYT や 750 ps の PYT よりも効果出現に時間や照射回数が多く必要になることが予想される．一方

で薄くなってきた色素沈着に対し，750 ps の PYT で AMC を亢進させ色素沈着を悪化させる症例でも，中には 450 ps の PYT で逆に改善可能な症例があると予想している．

考 察

肝斑の色素沈着に対するピコ秒 Nd:YAG レー

ザーによるトーニング治療の効果について述べてきた．まずは肝斑の病態の理解が大事である．AMC が亢進しており，その刺激因子のコントロールが治療の基本となる．冒頭で述べた保存療法は AMC をコントロールするという点において，肝斑の本質的な治療と言える．保存療法により AMC をコントロールした状態で，QYT や PYT でメラニン顆粒を破壊する効果を出し続けることができれば，非常に効率よく肝斑は軽快する．また QYT と真皮由来のメラノサイト刺激因子が抑制される[12]，線維芽細胞の刺激により，I 型コラーゲンとⅢ型コラーゲンを増やし真皮の再構築を促すという報告がある[13]．自験例でも肝斑に対する長期的な効果として，脆弱だった真皮が長期的に再構築することで，真皮由来のメラノサイト刺激因子が抑制され，肝斑の軽快や安定に繋がっている印象がある[8]．PYT を使用するようになり，QYT でコントロールが頭打ちだった肝斑や rejuvenation の効果がさらに高くなった．肝斑の病勢の安定と真皮の rejuvenation の関連性を示唆する報告として，マルチパルスニードル RF を用いて真皮の若返り効果と肝斑の色素沈着改善の関連について皮膚生検を行い検証しているものもある[14]．

QYT との比較において，PYT の肝斑への効果を考察すると，ピコ秒は，ナノ秒よりも低フルエンスで，光音響効果によってケラチノサイト内のメラニン顆粒を破壊する．その際，周囲に拡散する熱影響も少ないので，理論的にはメラノサイトへの刺激がより少ないと考えられる[15][16]．実際の臨床では，図 9 のハーフサイドテストの結果，色素沈着の濃いものには QYT の方が効果的で，逆に薄い色素沈着には PYT の方が効果的であった．また図 10 のように QYT を中心とした従来治療で頭打ちだった状況に PYT を開始することで，停滞していた色素沈着が改善した．この時，AMC の亢進はなく表皮が今までよりも明るくなっているので，メラノサイトへの刺激は従来の QYT より少ないと言えるだろう．また PYT におけるパルス幅 750 ps と 450 ps のメラニン顆粒，メラノサイトへの影響の違いについてだが，750 ps の方が光熱作用が多少ある分メラニン顆粒に対する作用

が優位に働いていると考えられる（図 12）．ただしメラノサイトへの影響については，750 ps の方が光熱作用の分刺激になると考えている．450 ps では図 13 のように薄い色素沈着に適応しやすい．

450 ps で真皮の rejuvenation 効果を出すには，Nd:YAG ピコ秒レーザーのマイクロレンズアレイ（microlens array；MLA）ハンドピースを用いた治療によって期待できる．この MLA を用いた治療は，表皮内あるいは真皮に LIOB（laser-induced optical breakdown）を発生させることで，真皮におけるコラーゲンやエラスチンの産生を促し，その結果，毛穴やシワ，ニキビ跡の改善が図れる[17][18]．前述の通り真皮の再構築が長期的な肝斑への真皮由来の刺激因子を抑制できるという点で，この MLA による治療も選択肢の 1 つになり得る．低フルエンスの MLA では，従来のフラクショナルレーザーほど肝斑の AMC を亢進させない．AMC が安定した肝斑（図 6 の AB または AY の一部）に関しては肝斑部にも MLA を照射して，真皮の rejuvenation 治療として進めていく（図 13）．一方 750 ps の PYT では，MLA でなくとも，表皮の色素沈着の改善とそれに伴う真皮の rejuvenation 効果が比較的顕著に表れやすい印象がある．特に図 12 のようなメラニンの密度の比較的高い症例に対しては，数回の治療によって効果が表れやすい．ただしこの症例のように 4 週以内のショートインターバルで治療を進める場合は，頻回の治療（当施設では 10 回以内に留めている）により起こり得る脱色素の合併症に注意を要する[11]．また中野は，750 ps の Nd:YAG ピコ秒レーザーの PYT と MLA の内因性ならびに光老化皮膚に対する照射後組織学的検証を報告している．PYT に関しては 0.9～1.1 J/cm^2 で真皮乳頭層に薄いコラーゲンの増殖と弾性線維の増殖が認められ，MLA においては，高いフルエンスでは真皮の全層に渡って，膠原線維や弾性線維の増生が確認できる[18]．

肝斑治療における真皮の rejuvenation 治療は，昨今解明されてきている真皮と肝斑の関連性や自験例における長期の臨床結果を考慮すると，肝斑治療の一環として捉えるべきと筆者は考えている．真皮のデバイス治療としては，この PYT は

以上で述べてきたように，表皮における AMC を従来治療より刺激しないという点，内因性ならびに光老化真皮を再構築させるという点においても，非常に優れている治療法と言える．レーザーだけでなくその他新たなデバイス治療の成果の報告も上がってきており，従来よりも skin rejuvenation と肝斑のコントロールを両立できるようになってきている．ただし，肝斑の初期の病態としては，様々な外的な環境因子（紫外線や普段のスキンケア），あるいはホルモンなどの内的な要因によって，AMC が不安定な傾向があるため，デバイス治療の適応は AMC の状態を考慮したタイミングで適応することが非常に大事である．AMC の判定については再現性のある画像診断機器で色素沈着の変化で評価するのが理想でありデバイス治療を適応させる場合は，初期の頃（約半年までの期間）は 1 か月以内での AMC の判定，治療経過の確認が大切である．AMC が亢進したり，あるいは脱色素斑などの合併症が出現した場合は，デバイス治療の継続を中断し，保存療法に切り替えるなどの柔軟な治療方針の変更が必要になる．

　ピコ秒レーザーに代表される新たなデバイスや治療法の登場で，従来では叶わなかった臨床効果が期待できるようになってきた．反面，安全に治療し続けるために，より正確な病態の理解，診断法なども精度を上げていく必要があると感じている．

参考文献

1) Lee, D. J., et al.：Defective barrier function in melasma skin. J Eur Acad Dermatol Venereol. **26**(12)：1533-1537, 2012.

2) Kang, H. Y., et al.：The dermal stem cell factor and c-kit are overexpressed in melasma. Br J Dermatol. **154**(6)：1094-1099, 2006.

3) Kim, E. H., et al.：The vascular characteristics of melasma. J Dermatol Sci. **46**(2)：111-116, 2007.

4) Torres-Alvarez, B., et al.：Histochemical and immunohistochemical study in melasma：evidence of damage in the basal membrane. Am J Dermatopathol. **33**(3)：291-295, 2011.

5) Kwon, S. H., et al.：Heterogeneous pathology of melasma and its clinical implications. Int J Mol Sci. **17**(6)：824. 2016.

6) 黄　聖琥ほか：【肝斑に対する治療戦略】肝斑の治療戦略とレーザートーニングの位置づけ．形成外科．**57**(10)：1099-1108, 2014.

7) 黄　聖琥ほか：【女性のヘルスケアとアンチエイジングを考える】素肌をきれいに維持するアンチエイジング医療．更年期と加齢のヘルスケア．**14**(2)：326-332, 2016.

8) 黄　聖琥ほか：【レーザートーニング】肝斑に対するトーニング治療　1,064 nm ナノ秒レーザー．日レ医会誌．**39**(2)：118-125, 2018.

9) 後天性色素増加症　肝斑．玉置邦彦　総編集．最新皮膚科学大系　第 8 巻　色素異常症．p71〜77，中山書店，2002.

10) Mun, J. Y., et al.：A low fluence Q-switched Nd：YAG laser modifies the 3D structure of melanocyte and ultrastructure of melanosome by subcellular-selective photothermolysis. J Electron Microsc (Tokyo). **60**(1)：11-18, 2011.

11) Sugawara, J., et al.：Influence of the frequency of laser toning for melasma on occurrence of leukoderma and its early detection by ultraviolet imaging. Lasers Surg Med. **47**(2)：161-167, 2015.

12) Kim, J. E., et al.：Histopathological study of the treatment of melasma lesions using a low-fluence Q-switched 1064-nm neodymium：yttrium-aluminium-garnet laser. Clin Exp Dermatol. **38**(2)：167-171, 2013.

13) Liu, H., et al.：Laser induced collagen remodeling：a comparative study in vivo on mouse model. Lasers Surg Med. **40**(1)：13-19, 2008.

14) Kim, M., et al.：Senescent fibroblasts in melasma pathophysiology. Exp Dermatol. **28**(6)：719-722, 2019.

15) 中野俊二：【形成外科領域におけるピコ秒レーザーの動向】532 nm/1064 nm，750 picosecond Nd：YAG laser による良性色素性疾患治療．日レ医誌．**37**(4)：435-439, 2017.

16) 宮田成章：肝斑に対するトーニング治療：1,064 nm（532 nm, 785 nm）ピコ秒レーザー．日レ医誌．**39**(2)：137-140, 2018.

17) Yim, S., et al.：Split-face comparison of the picosecond 1064-nm Nd：YAG laser using a microlens array and the quasi-long-pulsed 1064-nm Nd：YAG laser for treatment of photoaging facial wrinkles and pores in Asians. Lasers Med Sci. **35**(4)：949-956, 2019.

18) Nakano, S.：Histological investigation of picosecond laser-toning and fractional laser therapy. Laser Ther. **29**(1)：53-60, 2020.

PEPARS　No.175：67-75，2021

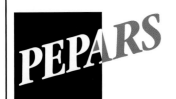

◆特集／今，肝斑について考える

肝斑に対するレーザートーニング治療の合併症

菅原　順[*1]　黄　聖琥[*2]

Key Words：肝斑(melasma)，白斑(leucoderma)，ピコレーザー(picolaser)，ピコトーニング(picotoning)

Abstract　肝斑に対するピコトーニングの有用性を示す論文は報告されているも，その長期的な効果は示されておらず保存的治療との併用が推奨されている．一方で，肝斑に対するレーザートーニングによる白斑は難治性であることが知られている．今回，パルス幅，波長が異なるピコ秒レーザーを用いた症例で白斑が起きた症例を提示し，パルス幅，波長に関わらず白斑が発生し，難治性であることを示すことができた．ピコトーニングに伴う白斑発生の報告は国際的には現在まで認めておらず，その発生機序に関する報告はないが，繰り返しの低フルエンス照射を行うピコトーニングではレーザートーニングと同様にメラノサイトへのダメージの蓄積が難治性白斑の原因と考えられる．ピコトーニングであっても，連続照射を 10 回以内にすることや早期発見のために紫外線画像を活用するなど，安全に使用するための 4 つのポイントを記述している．

はじめに

　肝斑に対する Q-switch レーザーを用いた低フルエンス照射(以下，レーザートーニング)の有効性を示す論文は多く報告されている[1]~[3]．一方で，レーザートーニングを頻回に行うことに伴う白斑は改善が乏しいことも指摘されている[4]~[8]．2015年に報告した論文では，143 例に対するレーザートーニングによる白斑発生が 2% であり，月 2 回以上の頻度で照射した症例で白斑が出現し，紫外線像が通常の標準画像に比して早期発見しやすいことを報告している[9]．2013 年に日本でピコ秒

レーザーが導入されると，ピコ秒レーザーを用いた低フルエンス照射(以下，ピコトーニング)が行われるとともに，その有効性や白斑発生のリスクについて議論されるようになった．

肝斑に対するピコ秒レーザーに関する論文

　実際に現在までの肝斑に対するピコトーニングに関する論文では，肝斑に対する有効性を示す論文が散見される[10]~[17]．経過も良く，大きな合併症は報告されていないが，治療期間ならびに調査期間が短いために，単一治療として使用することは推奨されておらず，ハイドロキノンや日焼け止めを併用した治療が推奨されている[18]．この点においては，これまでレーザートーニングにおいても啓発されている保存療法が継続して必要であると考えている．

　一方で，今回 pubmed で調べた限りでは，ピコ秒レーザーによる白斑の報告は認められなかっ

*1 Jun SUGAWARA，〒380-0826　長野市北石堂町 1402 甲州屋ビル 5F　JUN CLINIC，院長

*2 Seiko KO，〒231-0015　横浜市中区尾上町 4-54 Kannai ex ビル 8F　KO CLINIC for Antiaging，院長

た．ただ，国内の発表や我々の経験でも白斑発生は実際に起こっており，ピコトーニングによる白斑形成が諸外国で起こっていないというものではないと考えている．

ピコトーニングによる白斑形成について

当院では，2018 年 7 月にピコ秒レーザーを導入して以降，積極的に美肌治療に対して使用している．また前職からの経験を含めると 2017 年より数台のピコ秒レーザーを使用する機会を得た．今回は 2018 年 7 月に当院で導入したパルス幅 750 ピコ秒の Nd:YAG レーザーであるエンライトン® SR（キュテラ社）によるピコトーニングにより発生した白斑形成の経験を中心に述べる．また白斑症例を幅広く知ってもらうために，症例 1, 2 ではエンライトン® SR による症例，症例 3 では共著者の施設より 450 ピコ秒の Nd:YAG レーザーである PICOCARE（WONTECH 社）と 550〜750 ピコ秒のアレキサンドライトレーザーでもある Pico-Sure®（サイノシュアー社）による症例，症例 4 では他院での白斑発生症例を供覧する．

実際の白斑症例

当院では，ピコトーニングを肝斑だけでなく，薄い日光黒子や一般的に"くすみ"と表現されるような色調の色むらの改善また rejuvenation 治療を目的に使用している．特に，導入当初はピコトーニングによる効果を検証するため多くの症例で使用していた．当時は現在よりも積極的な照射を繰り返し，照射期間が長くなるとともに白斑発生をきたすようになった．当院ではすべての症例を肌画像診断機 VISIA® Evolution を用いて治療毎に撮影しており，今回その経過を示す．またこれらの症例を通じて得たピコトーニングによる効果と白斑発生の関係性を考慮した現在の照射方法ならびに白斑の予防策について後述する．

症例 1：60 代，女性（図 1）

頬を中心としたくすみ，小ジワの改善を目的に来院．月 2 回の頻度でピコトーニングを開始．ビタミン C，ビタミン E，トラネキサム酸の内服，ハイドロキノン，トレチノインの外用を併用しながら治療を行った．治療に伴い頬のくすみの改善ならびに rejuvenation 効果を認めているのがわかる．照射 36 回目で白斑が目立ちやすくなっていると判断し，ピコトーニング以外の治療に切り替えている．

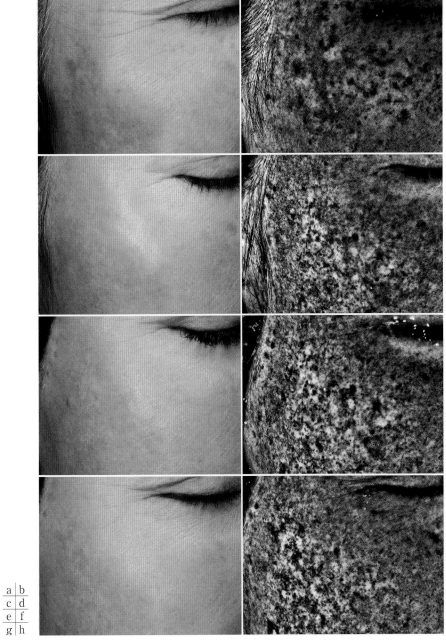

a	b
c	d
e	f
g	h

図 1. 症例 1：60 代，女性

　本症例では初回来院時より老人性白斑があり，紫外線像でも白斑がわかる．このような症例ではピコトーニングに伴う白斑が初期には見分けがつきにくいが，紫外線像では白斑が鮮明になるためにより早期に発見しやすくなる．本症例では白斑の自覚はないが，ピコトーニング終了後現在まで約 1 年半経過しているが改善は認めていない．

a：初診時の標準画像．老人性白斑が混在する．

b：初診時の紫外線画像．白斑部分がわかる．

c：ピコトーニング 25 回目の標準画像．色調の改善がわかる．

d：ピコトーニング 25 回目の紫外線画像．白斑形成がわかる．

e：ピコトーニング 36 回目の標準画像．白斑形成に気付き中止．当初より老人性白斑があることで発見が遅れた．

f：ピコトーニング 36 回目の紫外線画像．白斑は徐々に悪化しているのがわかる．

g：ピコトーニング中止後 1 年の標準画像．白斑は残存している．

h：ピコトーニング中止後 1 年の紫外線画像．軽度改善しているようにも見えるが，大きな改善は認めない．

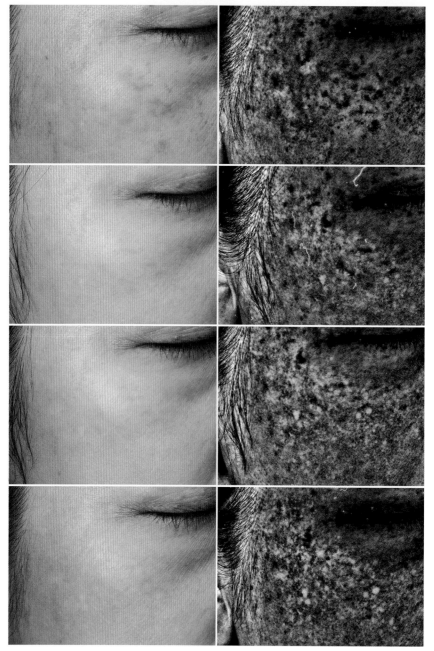

a	b
c	d
e	f
g	h

図 2. 症例 2：50 代，女性

本症例では，パルス幅 750 ピコ秒のピコトーニングが spot 治療後の残存する色素斑や rejuvenation に効果的なことがよくわかる症例であった．導入直後の症例でフルエンスもかなり高くまで上げていった．結果として効果は高かったが，白斑をきたした症例でもあり，効果と白斑形成のバランスの難しさを実感した症例であった．

a：初回ピコトーニング時の標準画像．日光黒子に対する spot 治療後，残存する日光黒子ならびにくすみを認める．

b：初回ピコトーニング時の紫外線画像

c：ピコトーニング 25 回目の標準画像．色調の改善がわかる．

d：ピコトーニング 25 回目の紫外線画像．白斑形成がわかる．

e：ピコトーニング 36 回目の標準画像．白斑形成に気付き中止．当初より老人性白斑があることで発見が遅れた．

f：ピコトーニング 36 回目の紫外線画像．白斑は悪化している．

g：ピコトーニング中止後 1 年の標準画像．白斑は残存している．

h：ピコトーニング中止後 1 年の紫外線画像

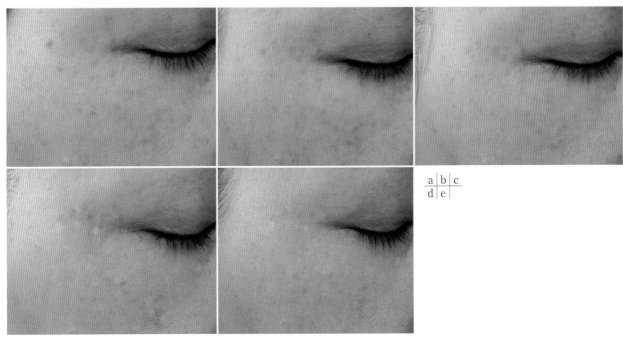

a b c
d e

図 3. 症例 3 : 50 代，女性
a ：初回ピコトーニング時の標準画像(3 月)．日光黒子ならび肝斑を認める.
b ：初回より半年後の標準画像(10 月)．450 ピコ秒 Nd：YAG ピコトーニング 5 回施行後
c ：初回より 1 年後の標準画像(5 月)．450 ピコ秒 Nd：YAG ピコトーニング 10 回施行後
　　retrospective に見ると軽度の白斑を認める.
d ：初回より 2 年後の標準画像．750 ピコ秒アレキサンドライトピコトーニングに変更し
　　計 7 回施行．白斑がわかりやすくなっている．ピコトーニングは中止としている.
e ：初回より 2 年半後の標準画像．その後は needle RF を中心に治療し，徐々に改善

症例 2：50 代，女性(図 2)

　日光黒子の治療を目的に来院．初回にピコ秒レーザーによる 532 nm のスポット治療を行ったのちに，残存病変に対して月 2 回の頻度でピコトーニングを行っている．治療にはビタミン C，ビタミン E，トラネキサム酸の内服を併用して行っている．ピコトーニングは 0.7 J/cm² より開始し，その後徐々に出力を上げ最終的には 1.3 J まで上げている．照射 26 回目で白斑に気づき，再度紫外線像を見直すと 19 回目で白斑が判断できる状態であった．その後ピコトーニングに micro lens array(MLA)を装着しフラクショナル状に照射をする治療に変更するも，白斑の悪化は認めていない.

症例 3：50 代，女性(図 3)

　日光黒子ならびに肝斑を認め，来院当初は IPL などとともにパルス幅 450 ピコ秒の Nd：YAG ピコトーニングを月 1 回で開始．治療にはビタミン C，ビタミン E，トラネキサム酸の内服とハイドロキノン，トレチノインの外用を行っている．Retrospective に見るとパルス幅 450 ピコ秒の Nd：YAG ピコトーニング 10 回終了後に小さな白斑形成をきたしているのがわかる．その後パルス幅 750 ピコ秒のアレキサンドライトレーザーのピコトーニングに変更し，計 7 回を照射したのちに白斑の悪化に気付き中止となる．その後 needle RF による治療を開始し，白斑が軽度ではあるが改善している.

　頻回のピコトーニングの照射は白斑のリスクを高めるが，月 1 回の照射でも白斑が形成された症例である．またパルス幅や波長が異なったピコトーニングであっても白斑形成をきたすことがわかる.

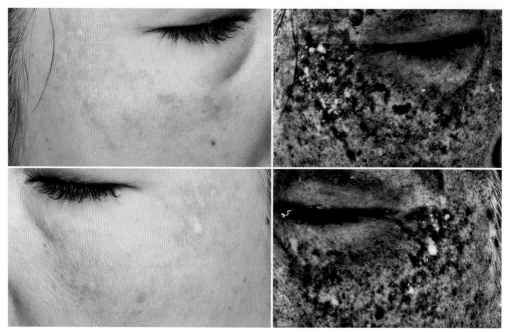

図 4. 症例 4：50 代，女性
アレキサンドライトのピコ秒レーザーによる白斑症例である．出力等の情
報がないが，10 回未満の比較的少ない回数で白斑形成が起きている．
a：当院初診時の右側標準画像
b：当院初診時の右側紫外線画像
c：当院初診時の左側標準画像
d：当院初診時の左側紫外線画像

a	b
c	d

症例 4：50 代，女性（図 4）

　1 年前に肝斑の診断を受け他院でアレキサンド
ライトのピコ秒レーザーによるピコトーニングを
7 回受けた．6 回目の治療で本人も白斑を自覚，そ
の後もピコトーニングが継続となり，肝斑の改善
も見られず自己中断．今回，肝斑の改善を希望し
当院を受診．両頬に肝斑を認め，前回照射による
白斑を認める．この 1 年での改善は認めていない
とのことである．

考　察

　sub ナノ秒レベルのピコ秒レーザーの出現によ
り，組織的な反応が photothermal effect から
photoacoustic effect に変化し，これまでより低い
エネルギーで周囲への影響が少なく組織破壊が行
えるようになった[19]．低フルエンス照射であるピ
コトーニングにおいては，メラニン顆粒の熱緩和
時間よりはるかに短い照射時間であるため，レー

ザートーニングと比較してメラニン顆粒を効率的
に破壊し，それを含むメラノサイトに対する影響
が少ないために白斑などの発生も少ないことが期
待されている．

　ただ導入当初，実際にピコ秒 Nd：YAG レー
ザーを使用してみると，色調の改善効果は乏し
く，レーザートーニングで治療していた際には認
めた rejuvenation 効果を認めなかった．期待して
いた効果ではないために，試行錯誤を繰り返し，
安定した効果を出すにはフルエンスを上げていく
必要があることがわかってきた．

　また効果の出現も症例によるがレーザートーニ
ングと同様に月 2 回の照射で 6 回目以降に安定し
た効果が出るように感じている．実際の効果に関
しては定量的な比較を行っていないが，フルエン
スを十分に上げることができた症例ではレーザー
トーニングに比して色調ならびに rejuvenation の
改善はより高いと感じている．一方で，頻回に高

フルエンスでピコトーニングを繰り返すことで白斑が出現することは供覧した通りである.

ピコトーニングによる白斑形成のメカニズム

今回提示した症例からパルス幅や波長に関わらずピコトーニングを繰り返し行うことで白斑形成のリスクがあることを示すことができた. 前述したようにピコトーニングの白斑発生に関する国際的な論文はなく, そのメカニズムに関して論じているものは見つけることができなかった. ただ, レーザートーニングからピコトーニングに変わることで照射に伴う組織反応が photothermal effect から photomechanical effect の比重がシフトしたが, 低フルエンス照射を繰り返すという治療法が同じであることを考えると, レーザートーニングの白斑発生で論じられた ① 頻回な照射に伴うメラノサイトへの照射エネルギーの蓄積, ② 照射フルエンスが高いことによるメラノサイトへの直接的なダメージがピコトーニングによる白斑発生に関与していると考えられる. 一般的な繰り返し照射治療に伴う難治性白斑は ① が原因であり, ② による白斑は日光黒子に対するスポット照射に伴う白斑などと同じように 1 回のダメージが大きいためであり一過性であることがほとんどである.

ピコトーニングでの効果と
白斑発生のバランスの難しさ

エンライトン®SR 使用当初にメーカー推奨のパラメーターで施術を行ったが, レーザートーニングに比して効果が低いことを実感し, 症例に応じてフルエンスを調整することを行った. これは私の経験になるが, 一般的に Nd:YAG レーザーのピコトーニング照射による効果では, 表皮内のメラニン顆粒の破壊だけでなく, 真皮への十分なエネルギー到達に伴うコラーゲン増生による rejuvenation 効果が認められる程度までフルエンスを上げることが必要であると考えている. Rejuvenation が起こらない程度では表皮内のメラニン顆粒の減量が不十分なことが多く, rejuvenation が

認められる症例では表皮内のメラニン顆粒の減量効果がより高い症例が多いと感じている. 一方で, rejuvenation 効果が高いということは, 照射したエネルギーがメラノサイトを通過して真皮へ十分に到達しているわけだが, この時にメラノサイトを照射毎にダメージを与えることでメラノサイトへのダメージが蓄積して白斑を形成しやすくなる. つまり効果を求めて照射頻度やフルエンスを一方的に上げることは白斑形成のリスクを高くすることとなる.

一方で, アレキサンドライトによるピコトーニングでは Nd:YAG とはメラニン吸光度が異なる. 吸光度が高いために表皮内のメラニン顆粒に吸収されやすく, 深部の真皮までエネルギーが十分に届きにくくなる. そのため Nd:YAG に比して出力が低いアレキサンドライトでも表皮内のメラニン顆粒の破壊が効果的である. ただ表皮内のメラニン顆粒に吸収されやすいことから, メラノサイト内のメラニン顆粒に反応した際のメラノサイト自体への刺激も強くなり, 難治性白斑を形成することは供覧症例からもわかる.

ピコトーニングは, 既知の通り繰り返し照射を行うことで徐々に効果が出てくる. そのため, 医療者側だけでなく患者側も時により高い効果を求めて, 同一治療を継続しやすい傾向がある. また, より高い効果を求めて, フルエンスを強くすることも時に必要だが, 白斑が出やすくなるという一面もある. ピコトーニングという効果的な治療を安全に行うには, 常に白斑形成のリスクがあることを念頭に置いて治療毎にその有無を確認することが求められる.

また白斑形成のリスクが高い症例として, 症例 1 のように老人性白斑の合併例には注意が必要であると考えている. 老人性白斑は加齢性にメラノサイトの機能が低下していることでまだら状に数 mm 大の白斑が生じる. レーザートーニング照射に伴う白斑と形状は似ていることも多いが, ピコトーニングによる白斑はより集簇している傾向がある. 日常診療では老人性白斑に遭遇することが

多く，このような症例では過去に長期間の紫外線曝露を呈しており，日光黒子や肝斑などの病態を合併することが多い．老人性白斑を呈する症例ではメラノサイトの機能が低下しているために，ピコトーニングに伴い難治性白斑が出やすい可能性がある．そのために通常の症例以上に繰り返しの照射に注意が必要となると考えている．

レーザートーニングやピコトーニングによる治療はアジア人のようなスキンタイプには徐々に色調を整えられるために有効であると考えている．一方で，安易な繰り返し照射に伴う白斑形成は難治性であり，長期に渡る悩みとなってしまう可能性もある．白斑自体はピコトーニングにより発生することを完全に避けることはできないが，早期発見することができれば日常生活ではほとんど目立たないことも多く，最近では症例3のようにニードルRFで改善する症例も経験した．

これらの経験を踏まえ，ピコトーニングを行う上で，白斑発生に注意しながら行うことは非常に大切であり，以下の点に気をつけて照射することを推奨している．

① 月1回以上の頻度による連続照射は10回を目安とする．
（※特に月2回以上ではより白斑に注意を要する．）
② 医師の毎回の診察でフルエンスを設定する．
③ 診察毎の画像で白斑形成の有無を確認する．
④ 紫外線像を使い，初期の老人性白斑やレーザートーニングによる白斑発生の早期発見に努める．

上記の内容に沿って行うことで，難治性白斑の発生をかなり抑えることができる．また白斑に対する紫外線画像は早期発見に有効であるが，そのごく初期を正確に発見するのは難しい．実際に今回の症例でもretrospectiveに見ると，紫外線像では臨床的に白斑と判断する前から出現しているがごく早期の白斑を捉えることができなかった．これは紫外線画像を使用するとわかるが，撮影毎に微妙に写り方が変わることが要因と考えている．

そのため診療毎に標準画像と紫外線画像ならびに肌の状態を診察し，早期発見につなげることが重要である．実際当院での白斑症例の多くがピコ秒レーザー導入後に積極的な照射を行い効果とリスクの検証時期に発生している．現在では，ピコトーニングの効果と照射に伴うリスクが理解でき，その使用法が確立され白斑が起こることがほとんどなくなった．

今後ピコトーニング治療が安全に使用されるためにも，前述した安全に使用するための4つのポイントが広く浸透し，ピコトーニングが安全で有効な治療法として確立されればと考えている．

参考文献

1) Jeong, S. Y., et al.：Low-fluence Q-switched neodymium-doped yttrium aluminum garnet laser for melasma with pre- or post-treatment triple combination cream. Dermatol Surg. **36**：909-918, 2010.
2) Choi, M., et al.：Low-dose 1064-nm Q-switched Nd：YAG laser for the treatment of melasma. J Dermatolog Treat. **21**：224-228, 2010.
3) Polnikorn, N.：Treatment of refractory dermal melasma with the MedLite C6 Q-switched Nd：YAG laser：two case reports. J Cosmet Laser Ther. **10**：167-173, 2008.
4) Chan, N. P., et al.：A case series of facial depigmentation associated with low fluence Q-switched 1,064 nm Nd：YAG laser for skin rejuvenation and melasma. Lasers Surg Med. **42**：712-719, 2010.
5) Wattanakrai, P., et al.：Low-fluence Q switched neodymium-doped yttrium aluminum garnet （1064 nm）laser for the treatment fo facial melisma in Asians. Dermatol Surg. **36**：76-87, 2010.
6) Cho, S. B., et al.：Melasma treatment in Korean women using a 1064-nm Q-switched Nd：YAG laser with low pulse energy. Clin Exp Dermatol. **34**：e847-e850, 2009.
7) Sim, J. H., et al.：Treatment of melasma by low-fluence 1064 nm Q-switched Nd：YAG laser. J Dermatolog Treat. **25**：212-217, 2014.
8) Kim, M. J., et al.：Punctate luecoderma after melasma treatment using 1064-nm Q-switched

Nd：YAG laser with low pulse energy. J Eur Acad Dermatol Venereol. **23**：960-962, 2009.

9) Sugawara, J., et al.：Influence of the frequency of laser toning for melasma on occurrence of leukoderma and its early detection by ultraviolet imaging. Lasers Surg Med. **47**(2)：161-167, 2015.

10) Yim, S., et al.：Split-face comparison of the picosecond 1064-nm Nd：YAG laser using a microlens array and the quasi-long-pulsed 1064-nm Nd：YAG laser for treatment of photoaging facial wrinkles and pores in Asians. Lasers Med Sci. **35**(4)：949-956, 2020.

11) Lee, Y. J., et al.：Treatment of melasma and post-inflammatory hyperpigmentation by a picosecond 755-nm Alexandrite laser in Asian patients. Ann Dermatol. **29**(6)：779-781, 2017.

12) Choi, Y. J., et al.：Efficacy and safety of a novel picosecond laser using combination of 1,064 and 595 nm on patients with melasma：a prospective, randomized, multicenter, split-face, 2% hydroquinone cream-controlled clinical trial. Lasers Surg Med. **49**(10)：899-907, 2017.

13) Chalermchai, T., Rummaneethorn, P.：Effects of a fractional picosecond 1,064 nm laser for the treatment of dermal and mixed type melasma. J Cosmet Laser Ther. **20**(3)：134-139, 2018.

14) Lee, M. C., et al.：A split-face study：comparison of picosecond alexandrite laser and Q-switched Nd：YAG laser in the treatment of melasma in Asians. Lasers Med Sci. **33**(8)：1733-1738, 2018.

15) Wang, Y. J., et al.：Prospective randomized controlled trial comparing treatment efficacy and tolerance of picosecond alexandrite laser with a diffractive lens array and triple combination cream in female Asian patients with melasma. J Eur Acad Dermatol Venereol. **34**：624-632, 2019.

16) Chen, Y. T., et al.：Efficacy and safety evaluation of picosecond alexandrite laser with a diffractive lens array for treatment of melasma in Asian patients by VISIA imaging system. Photobiomodul Photomed Laser Surg. **37**(9)：559-566, 2019.

17) Lyons, A. B., et al.：A randomized, controlled, split-face study of the efficacy of a picosecond laser in the treatment of melasma. J Drugs Dermatol. **18**(11)：1104-1107, 2019.

18) Wu, D. C., et al.：A systematic review of picosecond laser in Dermatology：evidence and recommendations. Lasers Surg Med. **53**(1)：9-49, 2021.

19) Kung, K. Y., et al.：Evaluation of the safety and efficacy of the dual wavelength picosecond laserfor the treatment of benign pigmented lesions in Asians. Lasers Surg Med. **51**(1)：14-22, 2019.

PEPARS No.175：76-81, 2021

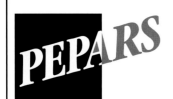

◆特集／今，肝斑について考える

肝斑に対するレーザートーニング治療の問題点1

葛西 健一郎*

Key Words：肝斑(melasma)，レーザートーニング(laser toning)，Qスイッチ Nd：YAG レーザー(Q-switched Nd：YAG laser)，ピコ秒レーザー(picosecond laser)，保存的治療(conservative treatment)

Abstract 肝斑に対するレーザートーニング(LT)は，繰り返し治療続行中には色調軽減効果があるものの，肝斑の長期予後を改善するエビデンスはない．また，LT治療中に発現する個々の現象についての報告は多いが，肝斑という疾患に対するLTの改善効果発現機序について総合的に説明した論文はない．さらに，LTを受けたことによって，肝斑増悪や難治性白斑形成といった合併症を発症した患者が一定数以上存在する．以上より，肝斑に対するLTは，その作用機序が科学的に説明され，予後を改善することが証明され，副作用を低減できるプロトコルが完成するまで，一般医療機関では施行しないことが望ましい．肝斑治療の経験豊富な医師が十分な注意を払いながら試行することは差し支えないが，誰にでも一律に効果を出せる方法として機械を拡販することは好ましくない．

はじめに

肝斑という疾患は，かなりありふれた疾患でありながら，その成因・診断・治療について，まだ結論が出ていない．この肝斑を何らかの施術で治そうという試みは，ケミカルピーリング・光治療・フラクショナルレーザーなど，これまでに多数行われてきたが，その度にうまくいかずに消えていくことが繰り返されてきた．ところが，2009年ごろから出現したレーザートーニング(LT)は，これまでの施術と比べて，かつてないほどの大流行を引き起こした．このLTという治療法の問題点について分析してみたい．

＊ Kenichiro KASAI，〒541-0053 大阪市中央区本町 3-6-4 本町ガーデンシティ2階 葛西形成外科，院長

レーザートーニングの問題点

まず，レーザートーニングという用語について，問題点を指摘する．近藤ら[1]によれば，LTは2008年山下の著書[2]で初めて本邦に紹介されたとあるが，同書にはQスイッチ Nd：YAG レーザー(Q-YAG)を比較的低フルエンスで照射する方法は紹介されているが「レーザートーニング」という名称の記載はない．本当のところは，当時盛んに開催されていた業者セミナーで繰り返し発表されている間に自然発生的に確立された俗称と推測される．「トーニング」とは何なのか，そしてトーニングがどのように肝斑を正常化するのか，という点については，当時から定義はないし，いまだにはっきりしない．この方法が，何か全く新しい機序で肝斑の過剰なメラニン産生を正常化させる効果があるという期待を持って命名されたと思われるが，その機序もいまだにはっきり解明されていない．用いられるレーザーについても，混乱が見

られる．当初山下はQスイッチNd:YAGレーザーを用いる治療全般をLTと呼んでいたようだが，当時の販売業者は特定の1機種のQ-YAGでのみLTがうまく施行できると主張[3]して販売していた．その後，その業者も他社製のQ-YAGを扱うようになって，その主張は撤回したようだが，奇妙なことである．その後，Qスイッチアレキサンドライトレーザー(Q-Alex)による治療もLTに含まれるようになり，現在ではピコ秒Nd:YAGレーザー(Pico-YAG)やピコ秒アレキサンドライトレーザー(Pico-Alex)を用いた場合も含められているようである．結局のところ，定義も作用機序もはっきりしないまま「トーニング」という言葉がひとり歩きしているように思われる．業者が自社製品を用いた治療をブランド化するために特別な名称を付与して宣伝したくなる気持ちはわかるが，学術的には，定義とおよその作用機序がはっきりしてからひとつの医学用語として使用しないと，議論がかみ合わなくなる恐れがある．だから，筆者は「トーニング」という用語は学術的には使用したくないのだが，すでに編集者もこの用語を既知の用語としてためらいもなく使用している現状に鑑み，本稿ではこの呼称を「ナノ秒Qスイッチレーザー以下の超短パルスレーザーを比較的低フルエンスで繰り返し照射する方法」くらいの意味で用いることにする．

次に「プレトリートメント」という呼称の問題点を指摘する．近藤ら[1]は，肝斑患者にはまず全員に保存的治療(内服・外用など)を行い，そのあとで一部の患者にLTを行うと述べている．彼らはその保存的治療をプレトリートメントと呼んでいる．「プレ」という言葉は，そのあとに必ず「プレ」でないメインの治療があるとの誤解を与えやすい．全員に食べさせるメイン料理があってその前に前菜があるというのは理解できるが，前菜を全員に食べさせて，一部の人にだけメイン料理を出すというのはおかしな話である．まず全員に施す重要な治療であるのなら，これは「プレトリートメント」ではなく「メイントリートメント」とでも

呼ぶべきであり，そのあと一部の人に施す特殊治療は，「オプションレーザー」とでも呼ぶべきである．あたかも，実際には一部の患者にしか施行しないLTが主治療であるかのような誤解を与える呼称である．

そもそも，疾患には器質的疾患と機能的疾患がある．器質的疾患に対しては異常組織・構造の破壊が有効だが，機能的疾患に対しては異常機能の正常化を目指すことになる．老人性色素斑・ADM(後天性真皮メラノサイトーシス)といった責任細胞がはっきりした器質的疾患の場合は，異常細胞を完全除去するレーザー治療が著効を示す．しかし，皮膚の炎症亢進とその結果としての色素沈着を示す機能的疾患である肝斑に対して，メラニンを破壊するレーザー治療で，疾患としての肝斑が治癒する理由がない．肝斑では確かにメラニンが増えているが，このメラニンは表皮に滞留しているわけではなく，産生と排出が亢進して流れている状態である．ダム湖に溜まった水は少しずつでも排出していけば水位が下がるだろうが，渓流が増水して激流になっている状態で水を少し排水してもすぐに大量に流れ込む水で激流の水量は減少しない．これまで，レーザーで肝斑を治そうという試みがことごとく失敗した理由がここにある．さて，LTがどうであるかと考えてみると，その主作用がメラノゾームの破壊である以上，機能的疾患肝斑のメラノゾームを破壊しても肝斑を治癒に導く理由がないことは自明である．

レーザートーニング流行の経緯と増悪患者の増加

これまで肝斑をレーザーで治療しようとする試みがうまくいかなかった理由は，細胞破壊の刺激による炎症後色素沈着(post-inflammatory hyperpigmentation；PIH)が強く出るからなので，QスイッチNd:YAGレーザー(Q-switched Nd:YAG laser；Q-YAG, 1064 nm/10 ns)を比較的低フルエンス(3 J/cm²以下)で照射することを，比較的高頻度(1〜4週間隔)で繰り返す治療(LT)はPIHが出にくく肝斑に有効であるという報

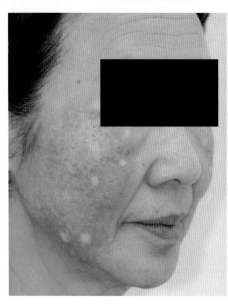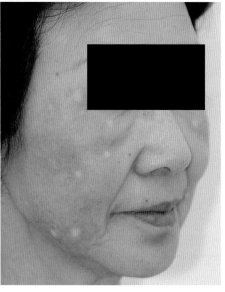

図 1.

57 歳, 女性

a：他院でLTを12回受け
た結果, 肝斑増悪と白斑
を形成したということ
で筆者のクリニックに
来院した.

b：保存的治療(肌を受動
的に扱う生活指導とト
ラネキサム酸 500 mg/日
分2内服)によって, 7か
月後には色素増強はか
なり改善したが, 白斑は
残存している.

告[4][5]が現われた. LTはダウンタイム(絆創膏を貼らなければいけない期間)がなく, 生活に支障なく肝斑を治療できるということで, 患者には好評であった. 本邦でも有力医師の一部が同法が有効であると述べたこともあり, 業者がそれを利用してレーザー経験の浅い医師にまで拡販したため急速に普及が進んだ[6]. ところがこのLTは, その初期にWattanakraiが指摘していた[5]通り, 治療を繰り返している間は一定の色素減弱効果が得られるものの, 治療中止後の再発率は非常に高く, 治療前より色調が濃くなる例や, 難治性の白斑を形成する例など, 重大な合併症をきたすことが少なくない[7]~[11]点が問題となっている.

LTで肝斑が増悪した患者に対する治療の報告はまだ少ないものの, 色素増強に対しては通常の保存的治療で改善可能[12][13]だが, 白斑については時間の経過とともに改善する場合もあるが一般的には治療困難である[8][12][13]とする意見が多い. 筆者のクリニックでも, 保存的治療により, かなり高度な色素増強が改善したが白斑が残った例(図1)を経験している.

結局のところ, LTが肝斑の治療として意義があるのかどうかという点については, 今のところ賛否両論で結論は出ていない.

レーザートーニングに関する文献について

LTに関する文献は数百篇あり, 肯定的論文・否定的論文・両論併記のものがあるが, 全体的には肯定的論文が多い.

臨床的研究論文では, 臨床的観察から「肝斑が改善し, 副作用は少ない」とするものが多いが, 2つの重大な問題点がある. 1つは経過観察期間が短い報告が多いことである. LTの論文は, 治療直後は改善したが, 長期結果を見ていないものがほとんどである. 1～数年以上の経過観察をした臨床研究が待たれる. もう1つの問題点は, 診断の問題である. LTは老人斑を少し改善させる. 肝斑と多発老人斑の合併例で, 肝斑は不変で老人斑が改善した例を「肝斑が改善した」と判定している論文が非常に多い. 特に「難治性肝斑」や「反応しない肝斑」にLTが有効であるという報告が見られるが, これらの難治性で反応しない肝斑とは, 普通の保存的治療に反応しないという意味であろうが, 多発老人斑を肝斑と誤診している可能性が高いだろう. 色素斑の程度を数量化して正確に判定しようと努力している論文もあり, その価値は認めるが, 元の診断で肝斑と多発老人斑を取り違えていたら, 結論は全く異なるものになってしまうだろう.

基礎的研究論文では, LT後の皮膚の組織学的・形態学的な所見や, 生化学的な所見から, LTに対する組織反応を研究した論文が多い. LTはメラノゾームを破壊し, メラノサイトはあまり破壊しないという点は, かなりはっきりしてきたし,

表 1. 筆者の考える根拠の希薄な LT が大流行した理由

> - 肝斑は診断が難しい，診断基準がない
> - 肯定派は否定派より強い（肯定派は肯定することで自分の行いを正当化でき，売上の上昇などで金銭的利得も得られるが，否定派は否定しても何も得られない）
> - 肯定論文は否定論文より多くなりやすい（何か小さな所見でも見つかれば論文採択されるが，治療方法そのものを否定する論文は成立しにくい）
> - 業者セミナー等により学会での肯定派の露出が増えやすいが，否定派のセミナーは開かれにくい（露出が増えるとそれが正しいと誤解する者が増えるので，会員の多数意見に流されやすい）
> - 医師というものは患者の感情に流されやすいので，短期的に評判の良い LT が良いと誤解しやすい（長期予後や本質的危険性に対して盲目になりやすい）

理論的にも理解しやすい．おそらく事実と考えてよいだろう．しかし，サイトカインの増減や，真皮との相互作用などについては「そういうことが想像される」レベルであり，レーザー照射がそれを誘発している証拠は出ていない．あくまでも「相関関係が推測される」だけの話である．さらに，たとえ相関関係があったとしても，それがレーザーによって引き起こされたものであり，さらに肝斑の改善を促す，という因果関係の証明にはなっていないことに注意が必要である．

LT の議論において「日本のガイドライン[14]では肝斑に対する LT は C1 なので有効である」という発言をしばしば聞くが，このガイドラインを読むと，肝斑に対する 7 種類ものレーザー・光治療をわずか1ページで検討しているだけであり，LT の参考文献も1つ[15]しか挙げられていない．これで LT を C1 と定められる理由が理解できない．インド皮膚科学会肝斑治療ガイドライン[16]（総ページ数 37，レーザーの部分だけで 4 ページ/10 文献）や，欧州皮膚レーザー学会皮膚色素疾患レーザー治療に関する position statement[17]（総ページ数 19，肝斑レーザーについての部分だけで1ページ/37 文献）に比べると，質量ともに圧倒的に貧弱であることがわかる．ちなみに，インド皮膚科学会肝斑治療ガイドライン[16]では，LT は「not recommended」となっている．欧州皮膚レーザー学会皮膚色素疾患レーザー治療に関する position statement[17]では，肝斑に対するレーザー治療は外用療法がうまくいかない場合にのみ適応があると記載されている．このように，最近になってようやく海外の国家レベルの学術団体から相次いで LT に否定的な論文が出てきた点が注目される．

小さな所見の1つでも発見できれば肯定派の論文は採択されやすいが，ひとつの治療法を否定するためには，システマティックレビューに近い論文を作成する必要があるので中小研究者には荷が重すぎる（表1）ので，これまで否定的論文が少なかったのであろう．

LT に関する個人的見解

肝斑の LT 治療は，繰り返し治療中には色素減弱効果があることは間違いない．しかし，治療中断後どうなるのかという点や，副作用の問題について，意見が分かれていて混乱状態にある．この混乱の原因は極めて複雑で，多くの要因が関係していると考えられる．想像するに，LT 肯定派のベテラン医師たちは副作用の可能性を自覚しているので，副作用が起こった場合それを早期に発見して手を打つことができる．また，他にも肝斑の治療手段をいくつも持っているので切り替えが可能である．だから，大きな問題を起こすことは少ないと考えられる．それに対して「肝斑は LT で治る」という業者の甘言に乗せられて参入した経験の浅い医師たちが問題である．診断力も治療技術も低いうえに他の治療手段がないので，シミと見れば LT を行うしかないということになってしまう．画一的に看護師にレーザー照射させているクリニックでは，患者がひどくなったことを自覚して逃げ出すまで LT が続けられることになる．危険を未然に防いでいる LT 肯定派の医師の意見と，決定的にひどい状態になって駆け込んできた不幸な患者を多数見ている LT 否定派の意見の間には，大きな解離がある．筆者は LT 否定派だが，肝斑治療のベテラン医師が場合により特殊療法と

してLTを用いることを全面的に否定するものではない．問題なのは，無自覚に画一的にLTを行っている医師たちであり，それを世の中に大量生産した原因はどこにあるのかという点であろう．

LT問題の真実は，癌の免疫療法や，各種代替医療の流行と同じ所にあるのかもしれない．医師というものは，本来は，感情を押し殺して冷徹な科学者として臨床的判断を下していかなければならない．しかし同時に医師は，患者の感情に寄り添って，心理的サポートをすることも求められる．ここに本質的な困難がある．患者の心理は，長期的な予後よりも，目先の症状の変化に，どうしても左右されやすい．患者の心理が改善すると，医師は自分の施行した治療が正しいと考える方向にバイアスがかかる．たとえば，普通の医療機関でさじを投げられた末期癌の患者が，ある医師を訪れたとする．その医師は親身に患者の話を聞いているうちに，もう打つ手はないと知りながらも「効くかもしれないから治療法Xを試してみなさい」と言う．患者は今までどの医師からも見捨てられてきたのに「効くかもしれない」治療法Xを与えられて，天にも昇る気持ちでそれにすがり，おそらく気分も良くなり，症状も一時的には改善するであろう．症状改善したことを患者から聞いた医師は，治療法Xに本当に効果があると信じるようになるだろう．医療には本質的にこういった側面がある．LTが必ずしもこれにあてはまるとは言えないが，こうした可能性も考える必要がある．

LTの問題は，一部医師の発言を都合よく利用して，機械を経験の浅い医師に拡販して健康被害を拡大させた業者の責任が重い．しかし，学会も，LTに副作用の危険性があることを周知できなかった責任がある．ただ，それだけでなく，これを好んで受けている患者にも責任の一端があることを指摘しておきたい．筆者のクリニックには，不適切なLTを受けたことによって肝斑が増悪した患者が多数訪れる．そうした患者には，LTを受けることを禁止して，保存的治療[17]に切り替えれば改善することを保証するのだが，通院が続かない患者が多い．保存的治療ではなく，何かの施術でこれを治してほしいと言う．今はやめておいた方が良いと言っても耳を貸さない．もちろん，筆者の言うことを忠実に守って治っていく患者もいるが，多くの患者は，何も施術してくれない筆者の方針に不満で通院を中断する．おそらく，何か施術してくれるところを探して，移っていくのだろう．この種の患者は施術を受けることが好きなのだ．そして，医師の指示が気に入らない場合には，その医師の指示には従わず，自分が気に入る方針を示してくれるところを探し回るのだろう．だから，非常に「ひどい」状態になるまで不適切なLT施術を受け続けるのだろう．この点，健康被害を受けた患者にも，ある程度の責任があることを指摘しておきたい．

おわりに

肝斑に対するLT治療は，治療続行中の色調軽減効果はあるものの，長期予後を改善するというエビデンスはない．また，LTの作用機序について，総合的に説明した論文はない．さらに，LTを受けたことによって，肝斑増悪・難治性白斑形成という合併症を発症した患者がかなり存在する．以上より，肝斑に対するLTは，その作用機序が科学的に説明され，長期予後を改善することが証明されるまで，一般医療機関では行わないことが望ましい．

これまでの医師人生の大部分をレーザーに費やしてきた筆者としては，色素産生機能異常症としての肝斑が，器質的異常を破壊するのが得意なレーザーでは，それがいかなるタイプのレーザーであっても，治すことはできないように思う．

ピコ秒レーザーは，QスイッチレーザーよりもさらにLT以上の合併症患者が発生する可能性があり，極めて危険である．筆者の経験でも，ピコ秒レーザーには肝斑増悪作用がある[18)19)]．

参考文献

1) 近藤謙司，山下理絵：【シミ・肝斑治療マニュアル】レーザートーニングとは．PEPARS．110：27-39，2016．

2) 山下理絵：肝斑．美容医学でのアンチエイジング治療．42-53，文光堂，2008．

3) 西村浩之ほか：Q-switched Nd:YAG レーザーMedlite™ によるレーザートーニングの実際と作用機序についての考察．日レ医誌．**34**：159-166，2013．

4) Polnikorn, N.：Treatment of refractory dermal melasma with the MedLite C6 Q-switched Nd:YAG laser：two case reports. J Cosmet Laser Ther. **10**：167-173, 2008.

5) Wattanakrai, P., et al.：Low-fluence Q-switched neodymium-doped yttrium aluminum garnet（1,064 nm）laser for the treatment of facial melasma in Asians. Dermatol Surg. **36**：76-87, 2010.
Summary　LT の草分け的な優れた論文．すでにこの時，LT を繰り返している間は一定の色素減弱効果が得られるものの，治療中止後の再発率が非常に高いことが書かれている．

6) 葛西健一郎：肝斑．シミの治療 第2版．121-172，文光堂，2015．
Summary　本邦における唯一のシミの成書．肝斑は，他のシミと異なり，レーザー治療の適応になり得ないことが 2006 年の初版の時から明記されている．

7) Kim, T., et al.：Punctate leucoderma after 1,064-nm Q-switched neodymium-doped yttrium aluminum garnet laser with low-fluence therapy：is it melanocytopenic or melanopenic? Dermatol Surg. **36**：1790-1791, 2010.

8) Chan, N. P., et al.：A case series of facial depigmentation associated with low fluence Q-switched 1,064 nm Nd:YAG laser for skin rejuvenation and melasma. Lasers Surg Med. **42**：712-719, 2010.

9) Ryu, H. J., Kim, J.：A case of mottled hypopigmentation after low-fluence 1,064-nm Q-switched neodymium-doped yttrium aluminum garnet laser therapy. J Cosmet Laser Ther. **15**：290-292, 2013.

10) 葛西健一郎：肝斑に対する低出力Qスイッチ Nd:YAG レーザー治療（レーザートーニング）の危険性．形成外科．**57**：1117-1124，2014．

11) 葛西健一郎：いわゆる肝斑に対する低フルエンス Q-switched Nd:YAG レーザー治療（レーザートーニング）の危険性．日レ医誌．**36**：430- 435，2016．

12) 黄　聖琥ほか：【シミ・肝斑治療マニュアル】レーザートーニングによる合併症の経験と対策．PEPARS．**110**：65-72，2016．

13) 葛西健一郎：低フルエンス Q-switched Nd:YAG レーザー治療（レーザートーニング）による肝斑増悪症例に対する治療経験．形成外科．**60**：217-227，2017．

14) 母斑・色素性疾患（レーザー治療）診療ガイドライン作成部門：レーザー療法（光学療法）CQ57．日本形成外科学会・日本創傷外科学会・日本頭蓋顎顔面外科学会編，形成外科診療ガイドライン1 皮膚疾患．140-141，金原出版，2015．
Summary　本邦における唯一のガイドライン上の肝斑とレーザーについての記載．肝斑と7種類のレーザーの適否が 12 行の記載で論じられている．Q-YAG トーニングは下の 15）の文献1つのみが引用され C1 と判定されている．

15) Polnikorn, N.：Treatment of refractory melasma with the MedLite C6 Q-switched Nd:YAG laser and alpha arbutin：a prospective study. J Cosmet Laser Ther. **12**：126-131, 2010.
Summary　対象が「refractory melasma」であるので，難治性の肝斑に効果があったと考えることもできるが，多発老人斑が混入している可能性が高い．

16) Sarma, N., et al.：Evidence-based review, grade of recommendation, and suggested treatment recommendations for melasma. Indian Dermatol Online J. **8**：406-442, 2017.
Summary　インド皮膚科学会の肝斑治療ガイドライン．37頁 137 文献の大論文．国家皮膚科学会レベルのガイドラインとしてはおそらく世界初の肝斑治療ガイドライン．レーザー治療はトーニングを含めてすべてが「not recommended」とされている．

17) Passeron, T., et al.：Laser treatment of hyperpigmented lesions：position statement of the Europian Society of Laser in Dermatology. J Eur Acad Dermatol Venereol. **33**：987-1005, 2019.
Summary　欧州皮膚レーザー学会の色素性疾患に対する指針集．肝斑に対するレーザー治療は外用療法が無効な場合に限り許されると記載されている．

18) 葛西健一郎：ピコ秒レーザーによる美容皮膚治療．ピコ秒レーザー治療入門．75-107，文光堂，2017．

19) 葛西健一郎：低フルエンスピコ秒アレキサンドライトレーザー治療の効果と問題点．日レ医誌．**36**：430-435，2016．

形成外科領域雑誌ペパーズ

PEPARS

2021年のペパーズ増大号！

眼瞼の手術アトラス
―手術の流れが見える―

No.171
2021年3月増大号
オールカラー216頁
定価　5,720円
（本体　5,200円＋税）

編集／帝京大学教授　小室裕造

コマ送り写真と文章で手術の流れをわかり
やすく解説！
エキスパートが "ここ！" という手術のコツを
抽出して写真を提示しているので、
わかりやすい！
22人の豪華執筆陣による贅沢な特集号です！

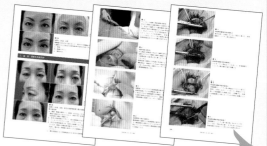

コマ送り写真で
手術の流れが見える！

PEPARS
眼瞼の手術アトラス
―手術の流れが見える―
No.171
増大号
2021.3
編集／帝京大学教授 小室裕造
全日本病院出版会

←弊社HPで各論文のキーポイントをcheck！

全日本病院出版会 〒113-0033 東京都文京区本郷 3-16-4　Tel:03-5689-5989
www.zenniti.com　　　　　　　　　　　　　　　　Fax:03-5689-8030

PEPARS No.175：83-89，2021

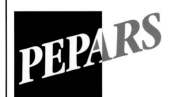

◆特集／今，肝斑について考える

肝斑に対するレーザートーニング 治療の問題点とエビデンス2

柴田　真一*

Key Words：肝斑(melasma)，レーザートーニング(laser toning)，色素脱失(depigmentation)，白斑(white spot)，機能的(functional)

Abstract　　肝斑は不思議な疾患である．圧倒的に女性に多く，壮年期以降に顔面に好発する．夏に増悪して冬に軽快する，妊娠中に増悪することが多いなど，機能的疾患の側面が疑われる．アジア諸国での普及を契機に，日本でも肝斑に対するレーザートーニングが広まっている．

　しかしながら，未だ明確なエビデンスがないのは事実である．やってみたら「一時的になんとなく薄くなった」というのが現状であろう．レーザートーニングが真に有効であれば，トラネキサム酸の内服も必要ないのではないだろうか？

　顔の肝斑，老人性色素斑，後天性真皮メラノサイトーシスを「シミ」という名称でひっくるめて，レーザートーニングを過大広告する美容クリニックが数多く存在する．「レーザートーニング」という用語がひとり歩きしているのが現状であり，これこそが問題なのである．

はじめに

　レーザートーニングをホームページで宣伝する美容クリニックが急速に増加している．レーザートーニングは肝斑治療として確固たる地位を築いたかのようにみえる．一方で，レーザートーニングをして効果を感じなかった，濃くなった，白斑が生じて色がまだらになったことを理由に医療機関を受診する患者は少なくない．このギャップをどう考えたらよいのであろうか．レーザートーニングについて再考する．

肝斑とは何か

　肝斑の診断は難しい．私は臨床経験26年の皮膚科専門医である．勤務医時代から肝斑などシミ治療に携わってきた．いまだに肝斑の診断に悩むことがある．

　肝斑(melasma)とは何か．「皮膚科学　第9版」(金芳堂)[1]によれば，症状として，「妊娠，性ホルモンやその多腺性内分泌変調が関与して発症することもある．主として30歳以降の女子の顔面，特に前額，側額，眉毛直上，頬，頬骨部に左右対称に生ずる．境界明瞭な淡褐色の色素斑で，種々の形・大きさをとる．」と記載されている．雀卵斑，老人性色素斑についての記載と比べるとあいまいな表現で記載されている．私が考える肝斑とは，「雀卵斑，老人性色素斑，後天性真皮メラノサイトーシスなどの色素病変を除外した，圧倒的に女性に多い，眼瞼を避けて両頬を中心としてできる境界不明瞭，一部で境界明瞭な色素斑．ダーモス

＊　Shinichi SHIBATA，〒460-0012　名古屋市中区千代田3-14-14　パルティール鶴舞2F　SSクリニック，院長

コピー所見では網目状を呈する.」である.

セミナー，学会発表などで，肝斑へのレーザートーニングの有効性を示す写真の中には，肝斑ではなく合併した老人性色素斑が薄くなっているだけのものもある．臨床診断が大切であることを改めて強調したい.

病気には器質的疾患と機能的疾患がある[2)]．器質的(organic)とは，病変の原因を物質的，物理的に身体の器官のどこかに特定できる状態にあること，機能的(functional)とは特にどこにも損傷はないが，正しく機能しない状態であることである.

肝斑の病態を考えると，肝斑は複数の悪化因子による慢性炎症を母地とする機能的な疾患であることが示唆される.

肝斑の病理組織所見

表皮の厚さは薄く，基底層から上層にかけてのメラニン沈着がある．基底層のメラノサイトは増加し，サイズは大きく，樹状突起は発達してメラニン産生も亢進している．真皮乳頭層でメラノファージが増え，真皮の毛細血管拡張・増加，日光弾性線維症がみられることがある[3)].

肝斑の基本的な治療法

1．スキンケア指導

日常のスキンケアに対する考え方を指導することは，肝斑治療の基本であり，最も大切なケアである．肝斑の女性の皮膚を見ると，てかてかとしていることが多く，ダーモスコピーで観察すると皮野(area cutanea)が薄くなっている.

2．内服療法

日本ではトラネキサム酸の内服が一般的である．1日量として750〜1,500 mgを2か月内服することが推奨されている．ビタミンC，Eが処方されることもある.

3．外用療法

トレチノインとハイドロキノンの外用はある程度の効果があることが報告されている[4)]．患者が毎日丁寧に塗布する必要があること，紅斑・落屑などの皮膚症状が出現することを十分に説明する必要がある．トレチノイン，ハイドロキノンが含有された化粧品がいろいろなメーカーから販売されている.

レーザートーニングとは何か？

上記の3つの基本的な治療法以外にレーザートーニングが新しい治療として脚光を浴びている．アジア諸国で盛んに用いられており，日本では山下ら[5)]が2010年に学会発表してから急速に広まった.

実際の手技は，波長1064 nmのQスイッチNd：YAGレーザーを低フルエンス，皮膚から2 cm程度離して中空照射する．照射スピードは10 Hzで2〜3 passを照射．これを1〜2週間の短い間隔で繰り返す方法である.

レーザートーニングで肝斑が改善した症例がいろいろな施設から報告されている．セミナー・学会では，老人性色素斑が改善しているものを肝斑改善例として報告されている症例を見かけることがあるので注意が必要である.

短期的にはレーザートーニングで肝斑が薄くなることはあるが[6)]，無効例も少なからず存在する．肝斑の治癒，完治は難しく，レーザートーニングを継続することによる色素増強，色素脱失・白斑などの副作用が問題となる．色素脱失は高フルエンス，高頻度の照射プロトコールで発生率が高い傾向がある[7)].

レーザートーニングで改善した肝斑は，治療終了後に約20〜30%の患者の再発が推測されている[8)]．一時的であれ，改善を求めてレーザートーニングを受けたいと希望される患者も多い．レーザートーニングの効果を発現する作用機序については十分に解明されていない．メラノソームやメラニン顆粒に選択的に熱変性を与えることによるとされている(細胞内選択的熱融解：subcellular selective photothermolysis). 文献では，メラニンの分解・排出促進作用，メラノソームの減少，メラノサイトの樹状突起短縮が報告されている[9)10)].

レーザートーニングの現状

山下らの発表の影響は大きく，2010年以降から国内にレーザートーニングを追従する医師が増加．現在では肝斑のレーザートーニングが確固たる地位を築いたかのようにみえる．肝斑をなんとか治したいという情熱的な医師たちの間で始まったレーザートーニングは，大学病院の医師らも巻き込み，レーザーに詳しい医師たちが学会，セミナー，書籍を通してプロトコールの確立に尽力している．レーザートーニングに最も多く使用されている機器がMedLite C6(Hoya ConBio社製)である．

問題はここからである．その集客力に目をつけた某レーザーメーカーが「レーザートーニング日本公式サイト」を作った(2015年1月閉鎖)．年に6〜9回にも及ぶ積極的なセミナーを展開，初めてレーザーに触れる皮膚科医や他科の医師までもがMedLite C6をこぞって購入するなど一大ブームとなった．

利益追求を最優先する大手美容クリニックがこのブームに便乗．雑誌，ネット広告で大々的に宣伝するようになる．それに伴い，色素増強，色素脱失，白斑など副作用が多数報告されるようになった．他方，レーザーに熟練した医師が慎重に施術するレーザートーニングでは副作用が極めて少なく，一定の効果があるとの見解もある[5]．

レーザートーニングについての疑問

1．いつまで続ければよいのか？

レーザートーニングの回数が増えるほど，副作用の頻度が増えることが予測される．完治が困難な肝斑に対して，いつまでレーザートーニングを続けたらよいのだろうか？

2．レーザートーニング単独での効果

日本ではレーザートーニングはトラネキサム酸の併用が推奨されている．レーザートーニング単独での効果はどの程度あるのだろうか？

3．Qスイッチレーザーについて

Qスイッチレーザーは，レーザー光が効率的に照射される焦点距離がある．ハンドピースを浮かせて照射する(中空照射)手法はどのような理由で始まったのだろうか？

4．レーザートーニング後の病理組織の検討について

レーザートーニングで改善した肝斑の電子顕微鏡学的所見は治療前と比べ，表皮内メラニン顆粒とメラノサイトの樹状突起の数が減少し，第IV期メラノソームの破壊を認めたとの報告がある[10]．ご存知のように，肝斑は紫外線の影響で夏に増悪，冬に軽快する．夏と冬で肝斑患者の同一部位を皮膚生検したら，冬の方が夏より表皮内メラニン顆粒とメラノサイトの樹状突起の数が減少していると筆者は推測する(冬の方が肝斑は薄くなっているのだから)．病理検査所見のみでレーザートーニングの肝斑への有効性を示すのは難しいと思う．

5．レーザートーニングの効果・副作用

レーザートーニングで効果がでなかった症例，色素増加，色素脱失などの副作用が出現した症例に対して，どう対応するのだろうか．

色素増加はいずれ元に戻るが，色素脱失は時に難治性の白斑になることがある．ロドデノール含有化粧品が難治性白斑を生じ，症状の訴えが約2万人に上った事件[12]は記憶に新しい．日本皮膚科学会における「ロドデノール配合薬用化粧品の安全性に関する特別委員会」，厚生労働省における「ロドデノール配合薬用化粧品による白斑症状の原因究明・再発防止に関する研究班」が2013年に設置された．発売した化粧品会社から被害者へ，① 医療費・交通費，② 精神的慰謝料，③ 休業補償，④ 後遺症慰謝料相当の補償が行われている．

レーザートーニングの効果について

筆者はレーザートーニングの経験がないので(正直に言えばしたいとも思わない)，この施術の効果を正確に評価する立場にいない．当院を受診する患者を実際に診察して，効果がない症例，副作用がある症例の存在はわかった．

セミナー，学会でレーザートーニングの肝斑改

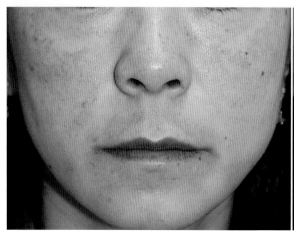
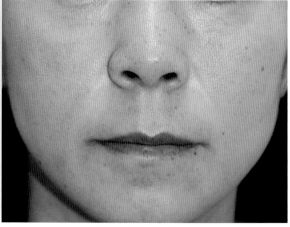

a．初診時　　　　　　　　　　　　　　　b．トラネキサム酸内服開始後3か月

図 1. 症例1

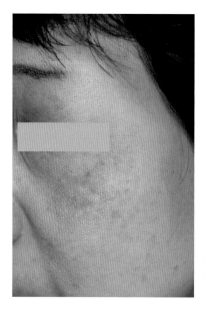

図 2.
症例2

善症例を見ると，効いているようにも見えるが，併発する老人性色素斑，雀卵斑に効いているようにも見える．

　レーザートーニングの効果評価をくだす立場ではないが，以下に述べる3つの症例を提示して私の立場としたい．

3つの症例

　症例1：44歳，女性．トラネキサム酸3か月内服（図1）

　スキンケア，トラネキサム酸3か月内服で肝斑はここまで改善する．この症例にレーザートーニングは必要ない．

　症例2：56歳，女性．レーザートーニング5回後（図2）

　某大学病院に勤務する女性医師．勤務する大学病院皮膚科が積極的にレーザートーニングを推奨している．大学病院皮膚科でレーザートーニングを5回受ける．治療前より色素が濃くなり，色素脱失も混じっている．保存療法で色素増強は改善したが，色素脱失は残っている．

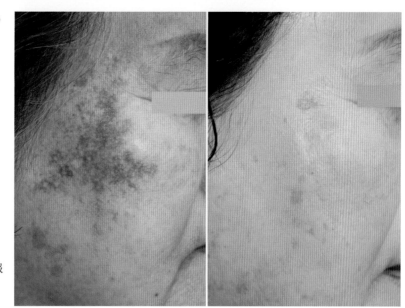

a | b

図 3.
症例 3
　a：当院初診時
　b：スキンケア指導と内服
　　　による治療により改善

症例 3：76 歳，女性．色素沈着型接触皮膚炎（図 3）

顔全体に拡大する炎症後色素沈着．個人美容クリニックでイオン導入，美白注射などの治療を受けるが症状は改善しなかった．色素沈着の病名，理由などはまったく説明されなかった．地元の市民病院皮膚科で皮膚生検を受け，色素沈着型接触皮膚炎を疑われる．当院を紹介された．

長期間を要したがスキンケア指導，内服だけでここまで改善する．現在も経過観察中．初診から 10 年経過したが再発はない．残存する老人性色素斑への治療希望はない．

症例 3 については深く考えたい．

この患者が大手美容クリニックを受診したらどうなっていただろう？

読者のみなさんにも想像してほしい．筆者は以下のように予想する．

① 色素沈着型接触皮膚炎と診断される可能性は限りなく低い．

② 肝斑と診断され，レーザートーニングのセットを成約させられる．

③ 非常に濃い色素沈着があり，レーザートーニングで色素脱失，難治性白斑が生じる可能性が高い．

接触皮膚炎の治療原則は原因外用剤の排除である．接触皮膚炎が慢性化している場合は日常で使用している化粧品も刺激になることがある．顔につける化粧品を極限まで減らすことが肝要である．太田母斑の治療経験が多い医師は理解できると思うが，色素沈着にレーザー治療を繰り返すと脱色素斑を生じやすい．この患者にレーザートーニングは禁忌である．美容クリニックでよく聞かれる「だんだんとよくなりますから」との暗示を信じて，長期にわたりレーザートーニングを受けることになっていたかもしれない．幸いなことに，この患者が通院した美容クリニックにはレーザートーニング用の Q スイッチレーザーがなく，レーザートーニングをされなかった．不幸中の幸いである．

考　察

レーザートーニング（laser toning）だが，なかなか上手いネーミングを作り上げたものだと感心している．レーザーで肝斑を治すのではなく，肝斑の色調を調整（toning）するという意味だろうか．

レーザートーニングを頭ごなしに否定するつもりはない．保存療法で改善困難な肝斑を何とか他の治療で改善したい，そのような心ある医師たちの情熱がレーザートーニング治療に向かわせたのだろう．

老人性色素斑の原因は異常ケラチノサイトであ

り，レーザーで根治できる器質的な疾患である．他方，肝斑は機能的な疾患であり，生活習慣病と同じく，完全に治癒することはない．本来はレーザーで治癒する疾患ではない[11]．今後，肝斑の病態解明が進み，機能的ではなく器質的な疾患として扱われる可能性はゼロではない．現段階では扁平母斑と同様に病態がわからないことが多く，レーザー治療の対象とはなりにくい．そもそも，レーザートーニングそのものがかなり曖昧な治療なのである．

　繰り返しになるが，肝斑の基本的な治療は紫外線予防，物理的刺激を避けたスキンケアの徹底である．それらを試行したにもかかわらず，改善傾向が乏しい肝斑に対してのみ，経験ある医師がレーザートーニングを慎重に行うのは短期間では一定の効果がある可能性がある．問題は診断すらせずに，いきなりレーザートーニングありきの風潮がはびこっていることである．

　スキンケア指導は時間がかかる割にはクリニックの営業利益にはなりにくい．

　そこで手っ取り早く売り上げに貢献できるレーザートーニングをセットで成約させる美容外科クリニックが多いのが現状である．大手クリニックの経営者サイドから見れば，顔の色素斑へのレーザートーニングは炎症後色素沈着など合併症がなく看護師でも操作しやすい．おまけに効果が低いわけだからいつまでも患者をリピートさせることができるなど経営上のメリットが高い．どう考えても，この現状は不自然である．肝斑を少しでも改善したいと，まじめな医師たちが始めたレーザートーニングが完全なコマーシャリズムに飲み込まれている．

　筆者がクリニックを経営する名古屋市内では，麻酔科医，婦人科医，外科医，泌尿器科医たちが十分な皮膚の知識を習得せず，美容皮膚科として開業もしくは併設するケースが増加している．そこでは必ずといってよい程，レーザートーニングを目玉治療として掲げ，無効例，色素沈着・色素脱失などの副作用例をコンスタントに作り出して

いる．その多くの患者はスキンケア指導すらされておらず，シミという大雑把な用語で説明され，レーザートーニングを受けている．

　繰り返しになるが，肝斑はなんらかの炎症が原因となった機能的な疾患である．

　だからこそ，肝斑は完全な色素の消失，根治を目指すものではなく，長期的に改善，予防を目指す疾患なのである．レーザートーニングでいったん改善した肝斑患者が，レーザートーニング終了後しばらくすると再燃することは周知の事実である．一定の副作用が出現するレーザートーニングの施術には慎重になる必要がある．

　筆者は「レーザートーニング」そのものを否定しているのではなく，「レーザートーニング」という言葉が一人歩きして，シミをみたらとりあえずレーザートーニングという風潮が美容医療に蔓延しつつあることを危惧している．

　さらには「レーザートーニング」を拡大適応して，色素沈着や扁平母斑などの難治性疾患にも試行される例も増えている．最近ではピコ秒レーザーを用いた「ピコトーニング」という造語まで出てくる始末である．

　かつて，肝斑にフォトフェイシャルが有効であると喧伝活動する医師がいた．現在，肝斑をフォトフェイシャルで治療しようとする医師はみかけない．

　あれはいったい何であったのであろう？

　10年後，肝斑に対するレーザートーニングはどんな位置づけになっているのだろうか．その動向を冷静に見守りたい．レーザートーニングが契機となり，肝斑の病態解明が進めば，それはそれでよいのかもしれない．

参考文献
1) 大塚藤男：皮膚科学 第9版．p.495，金芳堂，2011．
2) 葛西健一郎：【シミ・肝斑治療マニュアル】肝斑の治療戦略：肝斑の本質を考慮した保存的治療の重要性．PEPARS．**110**：73-78，2016．

3) Kang, W. H., et al.：Melasma：histopathological characteristics in 56 Korean patients. Br J Dermatol. **146**：228-237, 2002.

4) 吉村浩太郎：【シミ・肝斑治療マニュアル】肝斑治療 外用療法の選択：何をどう使うか. PEPARS. **110**：22-26, 2016.

5) 山下理絵：【肝斑】肝斑治療の変遷とレーザートーニングのテクニック. Bella Pelle. **4**(2)：32-35, 2019.

6) Polnikorn, N.：Treatment of refractory dermal melasma with the MedLite C6 Q-switched Nd：YAG laser：two case reports. J Cosmet Laser Ther. **10**：167-173, 2008.

7) Kim, I. H.：Effect of low fluence Q-switched 1064 nm Nd：YAG laser therapy on melasma. Aesthe Derma. **20**：342-347, 2010.

8) 小松星児ほか：【肝斑に対する治療戦略】MedLite C6™を用いたレーザートーニングによる肝斑治療. 形成外科. **57**：1109-1116, 2014.

9) Kim, J. E., et al.：Histopathological study of the treatment of melasma lesions using a low-fluence Q-switched 1064-nm neodymium：yttrium-aluminium-garnet laser. Clin Exp Dermatol. **38**：167-171, 2013.

10) Mun, J. Y., et al.：A low fluence Q-switched Nd：YAG laser modifies the 3D structure of melanocyte and ultrastructure of melanosome by subcellular-selective photothermolysis. J Electron Microsc. **60**：11-18, 2011.

11) 宮田成章：【シミ・肝斑治療マニュアル】肝斑の治療戦略：外用療法の選択：レーザートーニングはなぜ効くか, 私はこう考える(2). PEPARS. **110**：59-64, 2016.

12) カネボウ「白斑」訴訟, 39人の調停が成立 東京地裁. 朝日新聞, 2018年12月18日

大好評！

公益社団法人**日本美容医療協会**の
推薦図書に選ばれました！

美容医療の安全管理とトラブルシューティング

PEPARS No.**147**

2019 年 3 月増大号

編集／福岡大学教授　大慈弥裕之

非手術的美容医療に伴う合併症やその予防を網羅！
これから美容医療を始める人だけでなく、
　　　すでに行っている人もまずは一読を！！

オールカラー　B5 判　192 頁　定価 5,720 円（本体 5,200 円＋税）

更に詳しい情報、
各論文のキーポイントは
こちら!!

 （株）全日本病院出版会

〒113-0033　東京都文京区本郷 3 丁目 16 番 4 号
TEL：03-5689-5989　　FAX：03-5689-8030

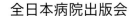 全日本病院出版会　 検索

 公式 twitter　@zenniti_info

第23回日本褥瘡学会学術集会

日　　時：2021年9月10日(金)～11日(土)

会　　長：安部　正敏(医療法人社団廣仁会 札幌皮膚科クリニック)

開催形式：WEB開催　※ライブ配信(一部のセッション)＋後日オンデマンド配信あり

テ ー マ：褥瘡を学ぶ新しいかたち ～仮想空間のふれあいが未来をひらく～

問い合わせ：第23回日本褥瘡学会学術集会　運営事務局

　　　　　株式会社春恒社　コンベンション事業部

　　　　　〒169-0072　東京都新宿区大久保2-4-12

　　　　　新宿ラムダックスビル

　　　　　TEL：03-3204-0401　FAX：03-5291-2176

　　　　　E-mail：jspu23@c.shunkosha.com

詳細はホームページをご覧ください。

https://www.jspu23.jp/

FAX による注文・住所変更届け

改定：2015 年 1 月

毎度ご購読いただきましてありがとうございます.

読者の皆様方に小社の本をより確実にお届けさせていただくために，FAX でのご注文・住所変更届けを受けつけております. この機会に是非ご利用ください.

◇ご利用方法

FAX 専用注文書・住所変更届けは，そのまま切り離して FAX 用紙としてご利用ください. また，注文の場合手続き終了後，ご購入商品と郵便振替用紙を同封してお送りいたします. **代金が 5,000 円をこえる場合，代金引換便とさせて頂きます.** その他，申し込み・変更届けの方法は電話，郵便はがきも同様です.

◇代金引換について

本の代金が 5,000 円をこえる場合，代金引換とさせて頂きます. 配達員が商品をお届けした際に，現金またはクレジットカード・デビットカードにて代金を配達員にお支払い下さい(本の代金＋消費税＋送料). (※年間定期購読と同時に 5,000 円をこえるご注文を頂いた場合は代金引換とはなりません. 郵便振替用紙を同封して発送いたします. 代金後払いという形になります. 送料は定期購読を含むご注文の場合は頂きません)

◇年間定期購読のお申し込みについて

年間定期購読は，1 年分を前金で頂いておりますため，代金引換とはなりません. 郵便振替用紙を本と同封または別送いたします. 送料無料，また何月号からでもお申込み頂けます.

毎年末，次年度定期購読のご案内をお送りいたしますので，定期購読更新のお手間が非常に少なく済みます.

◇住所変更届けについて

年間購読をお申し込みされております方は，その期間中お届け先が変更します際，必ずご連絡下さいますようよろしくお願い致します.

◇取消，変更について

取消，変更につきましては，お早めに FAX，お電話でお知らせ下さい.

返品は，原則として受けつけておりませんが，返品の場合の郵送料はお客様負担とさせていただきます. その際は必ず小社へご連絡ください.

◇ご送本について

ご送本につきましては，ご注文がありましてから約 1 週間前後とみていただきたいと思います. お急ぎの方は，ご注文の際にその旨をご記入ください. 至急送らせていただきます. 2～3 日でお手元に届くように手配いたします.

◇個人情報の利用目的

お客様から収集させていただいた個人情報，ご注文情報は本サービスを提供する目的(本の発送，ご注文内容の確認，問い合わせに対しての回答等)以外には利用することはございません.

その他，ご不明な点は小社までご連絡ください.

株式会社 全日本病院出版会　〒113-0033 東京都文京区本郷 3-16-4-7F
電話 03(5689)5989　FAX03(5689)8030　郵便振替口座 00160-9-58753

FAX 専用注文書

形成・皮膚 2106   年　月　日

○印	PEPARS	定価(消費税込み)	冊数
	2021 年 1 月～12 月定期購読(送料弊社負担)	42,020 円	
	PEPARS No. 171 眼瞼の手術アトラス―手術の流れが見える― 増大号 新刊	5,720 円	
	PEPARS No. 159 外科系医師必読！形成外科基本手技 30 増大号	5,720 円	
	バックナンバー(号数と冊数をご記入ください) No.		

○印	Monthly Book Derma.	定価(消費税込み)	冊数
	2021 年 1 月～12 月定期購読(送料弊社負担)	42,130 円	
	MB Derma. No. 307 日常診療にこの 1 冊！皮膚アレルギー診療のすべて 増刊号 新刊	6,380 円	
	MB Derma. No. 300 皮膚科医必携！外用療法・外用指導のポイント 増大号	5,500 円	
	バックナンバー(号数と冊数をご記入ください) No.		

○印	瘢痕・ケロイド治療ジャーナル		
	バックナンバー(号数と冊数をご記入ください) No.		

○印	書籍	定価(消費税込み)	冊数
	イチからはじめる美容医療機器の理論と実践 改訂第 2 版 新刊	7,150 円	
	臨床実習で役立つ形成外科診療・救急外来処置ビギナーズマニュアル 新刊	7,150 円	
	足爪治療マスター BOOK	6,600 円	
	明日の足診療シリーズ I　足の変性疾患・後天性変形の診かた	9,350 円	
	日本美容外科学会会報　Vol. 42　特別号 「美容医療診療指針」	2,750 円	
	図解　こどものあざとできもの―診断力を身につける―	6,160 円	
	美容外科手術―合併症と対策―	22,000 円	
	運動器臨床解剖学―チーム秋田の「メゾ解剖学」基本講座―	5,940 円	
	超実践！がん患者に必要な口腔ケア―適切な口腔管理で QOL を上げる―	4,290 円	
	グラフィック リンパ浮腫診断―医療・看護の現場で役立つケーススタディ―	7,480 円	
	足育学　外来でみるフットケア・フットヘルスウェア	7,700 円	
	ケロイド・肥厚性瘢痕 診断・治療指針 2018	4,180 円	
	実践アトラス 美容外科注入治療　改訂第 2 版	9,900 円	
	ここからスタート！眼形成手術の基本手技	8,250 円	
	Non-Surgical 美容医療超実践講座	15,400 円	

○	書 名	定価	冊数	○	書 名	定価	冊数
	図説 実践手の外科治療	8,800 円			創傷治癒コンセンサスドキュメント	4,400 円	
	使える皮弁術　上巻	13,200 円			超アトラス眼瞼手術	10,780 円	
	使える皮弁術　下巻	13,200 円			アトラスきずのきれいな治し方 改訂第二版	5,500 円	

お名前　フリガナ
　　　　　　　　　　　　　　　　　　　㊞

診療科

ご送付先　〒　　－

□自宅　　□お勤め先

電話番号　　　　　　　　　　　　　　　　□自宅　□お勤め先

バックナンバー・書籍合計
5,000 円以上のご注文
は代金引換発送になります

―お問い合わせ先―
㈱全日本病院出版会営業部
電話 03(5689)5989

FAX 03(5689)8030

全日本病院出版会行

FAX 03-5689-8030

年　　月　　日

住 所 変 更 届 け

お名前	フリガナ	
お客様番号		毎回お送りしています封筒のお名前の右上に印字されております8ケタの番号をご記入下さい。
新お届け先	〒　　　　　　都　道 　　　　　　　府　県	
新電話番号	（　　　　　　）	
変更日付	年　　月　　日より	月号より
旧お届け先	〒	

※ 年間購読を注文されております雑誌・書籍名に✓を付けて下さい。

- ☐ Monthly Book Orthopaedics （月刊誌）
- ☐ Monthly Book Derma. （月刊誌）
- ☐ 整形外科最小侵襲手術ジャーナル （季刊誌）
- ☐ Monthly Book Medical Rehabilitation （月刊誌）
- ☐ Monthly Book ENTONI （月刊誌）
- ☐ PEPARS （月刊誌）
- ☐ Monthly Book OCULISTA （月刊誌）

FAX 03-5689-8030

全日本病院出版会行

Monthly Book Derma. 創刊 20 周年記念書籍

そこが知りたい 達人が伝授する

日常皮膚診療の極意と裏ワザ

■編集企画：**宮地　良樹**

（滋賀県立成人病センター病院長/京都大学名誉教授）

B5 判　オールカラー　2016 年 5 月発行

定価（本体価格：12,000 円＋税）　380 ページ

ISBN：978-4-86519-218-6 C3047

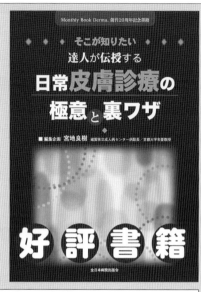

おかげをもちまして創刊 20 周年！
"そこが知りたい"を詰め込んだ充実の一書です‼

新薬の使い方や診断ツールの使いこなし方を分かりやすく解説し，日常手を焼く疾患の治療法の極意を各領域のエキスパートが詳説．「押さえておきたいポイント」を各項目ごとにまとめ，大ボリュームながらもすぐに目を通せる，診療室にぜひ置いておきたい一書です．

好評書籍

（株）全日本病院出版会

〒 113-0033　東京都文京区本郷 3-16-4
TEL：03-5689-5989　FAX：03-5689-8030
http://www.zenniti.com

PEPARS

各号定価 3,300 円(本体 3,000 円＋税)．ただし，増大号：No. 14, 51, 75, 87, 99, 100, 111 は定価 5,500 円(本体 5,000 円＋税)，No. 123, 135, 147, 159, 171 は定価 5,720 円(本体 5,200 円＋税)．
在庫僅少品もございます．品切の際はご容赦ください．
(2021 年 6 月現在)

掲載されていないバックナンバー
につきましては，弊社ホームページ
(www.zenniti.com)をご覧下さい．

click

全日本病院出版会	検 索

全日本病院出版会 公式 twitter !!

弊社の書籍・雑誌の新刊情報，または好評書のご案内
を中心に，タイムリーな情報を発信いたします．
全日本病院出版会公式アカウント **@zenniti_info** を
是非ご覧下さい!!

2021 年 年間購読 受付中！
年間購読料　42,020 円(消費税込)(送料弊社負担)
(通常号 11 冊，増大号 1 冊：合計 12 冊)

PEPARS　No.175

2021 年 7 月 15 日発行（毎月 1 回 15 日発行）
定価は表紙に表示してあります.
Printed in Japan

ⓒ ZEN・NIHONBYOIN・SHUPPANKAI, 2021

発行者　　末　定　広　光
発行所　　株式会社　全日本病院出版会
〒 113-0033 東京都文京区本郷 3 丁目 16 番 4 号
　　　　　電話（03）5689-5989　Fax（03）5689-8030
　　　　　郵便振替口座 00160-9-58753

印刷・製本　三報社印刷株式会社　　　　電話（03）3637-0005
広告取扱店　ⓂⒶ日本医学広告社　　　　電話（03）5226-2791